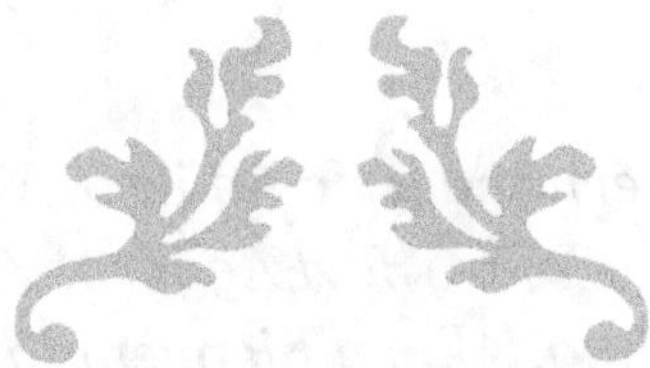

Cómo Enfrentar la Quimioterapia

Cómo Superar sus Efectos Secundarios

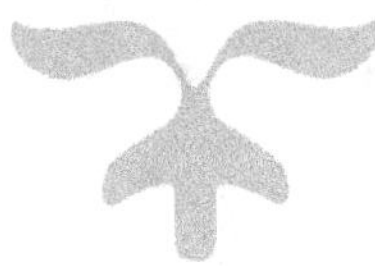

Pedro Agüero Vallejo

Tabla de contenido

Introducción

Enfrentar un diagnóstico de cáncer y someterse a quimioterapia puede ser una de las experiencias más desafiantes y transformadoras en la vida de una persona. Este libro, titulado "Cómo Enfrentar la Quimioterapia: Cómo Superar sus Efectos Secundarios ", ha sido creado con el propósito de brindar información, apoyo y recursos prácticos a quienes están por iniciar o ya están en medio de este tratamiento.

El objetivo principal de este libro es proporcionar una guía comprensiva y accesible que permita a los pacientes y sus seres queridos entender mejor la quimioterapia, prepararse adecuadamente y aprender a manejar los efectos secundarios que puedan surgir.

A través de una combinación de información médica, consejos prácticos y testimonios de personas que han pasado por esta experiencia, esperamos ofrecer una herramienta valiosa que ayude a hacer este proceso un poco más llevadero.

Importancia de Estar Bien Informado y Preparado

La quimioterapia es un tratamiento poderoso que puede ser vital en la lucha contra el cáncer, pero también conlleva una serie de efectos secundarios que pueden afectar la calidad de vida de los pacientes. Estar bien informado y preparado es fundamental para afrontar estos desafíos de la mejor manera posible.

Conocer lo que se puede esperar, desde los síntomas más comunes hasta las estrategias para mitigarlos, puede marcar una gran diferencia en la experiencia diaria de los pacientes.

La información adecuada permite tomar decisiones informadas y proactivas en cuanto al cuidado personal y médico. Además, estar preparado mental y emocionalmente ayuda a reducir el estrés y la ansiedad, proporcionando una mayor sensación de control y bienestar.

Este libro pretende ser una fuente confiable de conocimiento, basado en evidencia científica y enriquecida con experiencias reales, para que los lectores puedan sentirse capacitados y apoyados en cada paso de su tratamiento.

Mensaje de Esperanza y Apoyo

Aunque la quimioterapia puede parecer un camino arduo, queremos enfatizar que no es un camino que debes recorrer solo. Este libro está aquí para recordarte que hay esperanza, incluso en los momentos más difíciles.

La medicina ha avanzado significativamente y cada día surgen nuevas formas de hacer el tratamiento más efectivo y menos invasivo. Además, existen innumerables recursos y comunidades de apoyo dispuestas a acompañarte en este proceso.

La fortaleza, la resiliencia y el espíritu humano son increíblemente poderosos. A lo largo de estas páginas, encontrarás no solo información útil sino también historias inspiradoras de personas que han enfrentado la quimioterapia y han salido fortalecidas.

Queremos que sepas que cada pequeño paso que tomes hacia tu bienestar cuenta, y que es posible encontrar momentos de paz y alegría incluso en medio de la adversidad.

Este libro es un homenaje a tu valentía y determinación. Esperamos que encuentres en él no solo una guía práctica, sino también un amigo y un confidente que te acompañe a lo largo de este viaje.

Con la información correcta, el apoyo adecuado y un enfoque positivo, es posible superar los desafíos de la quimioterapia y avanzar hacia un futuro lleno de esperanza y salud.

Capítulo 1:
Comprendiendo la Quimioterapia

La quimioterapia es un tratamiento médico esencial en la lucha contra el cáncer, pero a menudo se presenta como un concepto complejo y abrumador.

Este capítulo ofrece una comprensión clara y accesible de qué es la quimioterapia, cómo funciona y los diferentes tipos disponibles. Exploraremos cómo la quimioterapia actúa en el cuerpo para combatir las células cancerosas y cómo se decide el mejor plan de tratamiento para cada individuo.

Conocer los mecanismos y objetivos de la quimioterapia no solo proporciona una base sólida de conocimiento, sino que también ayuda a los pacientes y sus seres queridos a sentirse más preparados y menos ansiosos ante el proceso.

Al desmitificar la quimioterapia, este capítulo pretende empoderar a los lectores con la información necesaria para enfrentar el tratamiento con confianza y optimismo, estableciendo una base informativa esencial para el resto del libro.

¿Comencemos aprendiendo qué es la quimioterapia?

¿Qué es la Quimioterapia?

La quimioterapia es un tipo de tratamiento médico utilizado principalmente para combatir el cáncer. Este tratamiento implica el uso de medicamentos potentes que tienen como objetivo destruir las células cancerosas en el cuerpo.

Las células cancerosas tienen la característica de dividirse y crecer de manera rápida e incontrolada.

Los medicamentos de quimioterapia están diseñados para atacar estas células en diversas etapas de su ciclo de crecimiento.

A diferencia de otros tratamientos, como la cirugía y la radioterapia, que se enfocan en áreas específicas del cuerpo, la quimioterapia actúa a nivel sistémico.

Esto significa que los medicamentos viajan por todo el cuerpo a través del torrente sanguíneo, lo cual es especialmente útil para tratar cánceres que se han diseminado (metastatizado) a otras partes del cuerpo.

Existen diferentes tipos de medicamentos de quimioterapia, y a menudo se usan en combinación para aumentar su eficacia. La elección del régimen de quimioterapia depende de varios factores, incluyendo el tipo de cáncer, su ubicación, la extensión de la enfermedad y la salud general del paciente.

La quimioterapia puede administrarse de diversas maneras, como por vía intravenosa (a través de una vena), por vía oral (en forma de píldoras), por inyección, o a través de aplicaciones locales directas a un área específica. La frecuencia y duración del tratamiento también varían según el tipo de cáncer y la respuesta del paciente al tratamiento.

A pesar de su efectividad en la destrucción de células cancerosas, la quimioterapia también puede afectar a las células sanas que se dividen rápidamente, como las de la médula ósea, el tracto gastrointestinal y los folículos pilosos.

Esto puede dar lugar a una serie de efectos secundarios, que se abordarán en detalle en los siguientes capítulos de este libro.

En conclusión, la quimioterapia es una herramienta vital en el tratamiento del cáncer, con la capacidad de atacar células malignas en todo el cuerpo.

A medida que avanzamos en este libro, profundizaremos en cómo funciona este tratamiento, cómo prepararse para él y cómo manejar los efectos secundarios que puedan surgir.

Cómo Funciona la Quimioterapia en el Cuerpo

La quimioterapia funciona utilizando medicamentos específicos diseñados para destruir las células cancerosas que se dividen rápidamente. Estos fármacos quimioterapéuticos pueden administrarse por vía intravenosa, oral o mediante inyección. Una vez en el cuerpo, viajan a través del torrente sanguíneo para alcanzar células cancerosas en diferentes partes del organismo.

Los medicamentos de quimioterapia atacan las células que se dividen rápidamente, una característica distintiva de las células cancerosas. Interfieren con el ADN de estas células o impiden su capacidad de dividirse y replicarse, lo que eventualmente conduce a su muerte.

Aunque el objetivo principal son las células cancerosas, la quimioterapia también puede afectar a células sanas que se dividen rápidamente, como las células del cabello, el revestimiento del tracto gastrointestinal y la médula ósea. Esto puede causar efectos secundarios como pérdida de cabello, náuseas y un mayor riesgo de infecciones.

Mecanismo de Acción de la Quimioterapia

Las células cancerosas se caracterizan por su rápida y descontrolada división. La quimioterapia aprovecha esta característica para combatir el cáncer. Muchos medicamentos quimioterapéuticos están diseñados específicamente para interferir con el ciclo de división celular de las células cancerosas.

Estos fármacos pueden dañar el ADN de las células cancerosas, impidiendo que se repliquen correctamente. Algunos medicamentos interfieren con la capacidad de las células para dividirse, bloqueando las fases cruciales del ciclo celular. Al interrumpir estos procesos, la quimioterapia induce la muerte celular, reduciendo la proliferación del tumor.

Además, la quimioterapia se distribuye por todo el cuerpo a través del torrente sanguíneo, lo que le permite atacar células cancerosas en múltiples ubicaciones, no solo en el sitio del tumor primario. Aunque también puede afectar a las células normales que se dividen rápidamente, este enfoque es vital para destruir las células malignas y controlar el crecimiento del cáncer.

Efectos en las Células Normales

Aunque la quimioterapia se dirige a las células de rápida división, también puede afectar a las células sanas del cuerpo que comparten esta característica. Entre las células sanas más afectadas se encuentran las del cabello, el revestimiento del tracto gastrointestinal y la médula ósea.

Las células del cabello, al dividirse rápidamente, son susceptibles a los medicamentos quimioterapéuticos, lo que provoca pérdida de cabello, una de las señales más visibles del tratamiento. El revestimiento del tracto gastrointestinal también se ve afectado, lo que puede causar náuseas, vómitos y diarrea.

La médula ósea, responsable de la producción de células sanguíneas, puede ser dañada, lo que reduce el número de glóbulos blancos, rojos y plaquetas en el cuerpo. Esto aumenta la susceptibilidad a infecciones, provoca anemia y puede causar problemas de coagulación sanguínea.

Estos efectos secundarios son comunes durante la quimioterapia, pero los médicos toman medidas para manejarlos y minimizar su impacto, permitiendo que el tratamiento sea lo más tolerable posible para los pacientes.

Metabolismo y Eliminación de Medicamentos Quimioterapéuticos

Después de cumplir su función en el tratamiento del cáncer, los medicamentos quimioterapéuticos son metabolizados y eliminados del cuerpo principalmente a través del hígado y los riñones. El hígado descompone los medicamentos en metabolitos, que luego pueden ser excretados por los riñones a través de la orina.

Este proceso de eliminación es crucial para evitar la acumulación de los medicamentos en el cuerpo, lo que podría provocar toxicidad. La velocidad y eficiencia de este proceso pueden variar según el tipo específico de quimioterapia utilizada y la salud general del paciente. Factores como la función hepática y renal del paciente, la edad y otras condiciones médicas pueden influir en cómo el cuerpo maneja los medicamentos.

En algunos casos, se pueden realizar ajustes en las dosis o el régimen de tratamiento para adaptarse a la capacidad del paciente de metabolizar y eliminar los fármacos, asegurando así una administración segura y efectiva de la quimioterapia.

En resumen, la quimioterapia actúa de manera sistémica para atacar células cancerosas en todo el cuerpo, interfiriendo con su capacidad de crecer y dividirse. Aunque puede afectar también a células normales, su capacidad para destruir células malignas la convierte en una herramienta vital en el tratamiento del cáncer.

Expectativas Generales del Tratamiento de Quimioterapia

El tratamiento de quimioterapia puede variar significativamente según el tipo de cáncer, el estadio de la enfermedad y la salud general del paciente. En términos generales, los pacientes pueden esperar una serie de sesiones de quimioterapia que pueden durar semanas o meses. Cada sesión puede involucrar la administración de medicamentos por vía intravenosa, oral o inyección.

Durante el tratamiento, es común experimentar efectos secundarios como fatiga, náuseas, pérdida de cabello y mayor susceptibilidad a infecciones debido a la afectación de células normales de rápida división. Los médicos monitorearán de cerca la respuesta del paciente al tratamiento, ajustando las dosis y los regímenes según sea necesario para maximizar la efectividad y minimizar los efectos secundarios.

Es crucial mantener una comunicación abierta con el equipo médico para gestionar los síntomas y recibir apoyo emocional. Con un enfoque integral, que incluye apoyo nutricional y psicológico, los pacientes pueden enfrentar el tratamiento de manera más efectiva, mejorando sus perspectivas generales de recuperación y calidad de vida.

Tipos de Quimioterapia

La quimioterapia no es un tratamiento único; existen diferentes tipos que se utilizan en función del tipo de cáncer, su ubicación y la salud general del paciente. A continuación, se describen los principales tipos de quimioterapia:

1. Quimioterapia Adyuvante

La quimioterapia adyuvante es una estrategia de tratamiento utilizada después de la cirugía para eliminar cualquier célula cancerosa remanente que no haya sido detectada o eliminada durante el procedimiento quirúrgico. Este enfoque es crucial para reducir el riesgo de recurrencia del cáncer y mejorar las probabilidades de curación a largo plazo.

Propósito y Beneficios

El principal objetivo de la quimioterapia adyuvante es destruir las células cancerosas microscópicas que pueden haberse diseminado a otras partes del cuerpo pero que son demasiado pequeñas para ser detectadas con las técnicas de imagen actuales. Estas células residuales pueden provocar una recaída del cáncer si no se eliminan. Al administrar quimioterapia después de la cirugía, se busca:

Reducir el Riesgo de Recurrencia: Reducir el riesgo de recurrencia es uno de los principales objetivos de la quimioterapia adyuvante.

Después de la cirugía, pueden quedar células cancerosas microscópicas en el cuerpo que no son detectables mediante métodos de imagen. Estas células residuales tienen el potencial de crecer y causar una recaída del cáncer. La quimioterapia adyuvante actúa eliminando estas células restantes, disminuyendo así las posibilidades de que el cáncer vuelva a aparecer.

Al atacar de manera sistemática y efectiva estas células microscópicas, se reduce significativamente el riesgo de recurrencia, ofreciendo al paciente una mayor probabilidad de curación a largo plazo y mejorando las tasas de supervivencia.

Este enfoque preventivo es crucial en el manejo integral del cáncer, proporcionando una defensa adicional para asegurar que las células malignas sean completamente erradicadas del cuerpo.

Mejorar la Supervivencia:

Mejorar la supervivencia es un beneficio clave de la quimioterapia adyuvante. Diversos estudios clínicos han demostrado que, al eliminar células cancerosas microscópicas restantes después de la cirugía, la quimioterapia adyuvante puede aumentar significativamente las tasas de supervivencia en ciertos tipos de cáncer.

Este tratamiento adicional reduce el riesgo de recurrencia del cáncer, lo que es crucial para prolongar la vida de los pacientes. Por ejemplo, en cánceres como el de mama, colon y ovario, la quimioterapia adyuvante ha mostrado mejorar las tasas de supervivencia general y libre de enfermedad.

Al atacar cualquier célula residual que podría haber escapado durante la cirugía, se minimiza la posibilidad de que el cáncer vuelva a aparecer, proporcionando una protección adicional y mejorando las perspectivas a largo plazo.

Este enfoque integral es esencial para ofrecer a los pacientes una mayor oportunidad de curación y una vida más prolongada y saludable.

Atacar Células Diseminadas:

Es una ventaja crucial de la quimioterapia sistémica. A diferencia de tratamientos localizados como la cirugía o la radioterapia, la quimioterapia sistémica viaja a través del torrente sanguíneo, llegando a cualquier parte del cuerpo.

Esto es particularmente útil para atacar células cancerosas que se han diseminado más allá del tumor original, conocidas como micrometástasis.

Estas células pueden establecer nuevos focos de cáncer en diferentes órganos y tejidos, lo que aumenta el riesgo de recurrencia y complica el tratamiento. La capacidad de la quimioterapia sistémica para llegar a estas células en cualquier lugar del cuerpo permite un enfoque más completo y efectivo en la lucha contra el cáncer.

Al eliminar estas células diseminadas, se mejora el control de la enfermedad y se reducen las posibilidades de que el cáncer vuelva a aparecer, aumentando así las probabilidades de supervivencia a largo plazo para los pacientes.

Proceso y Administración

El proceso y la administración de la quimioterapia adyuvante se realizan en ciclos, consistiendo en periodos de tratamiento seguidos de periodos de descanso.

Estos ciclos permiten que el cuerpo se recupere de los efectos del tratamiento antes de recibir la siguiente dosis. La duración del tratamiento y el tipo de quimioterapia utilizada varían según varios factores, incluyendo el tipo y estadio del cáncer, la salud general del paciente y cómo responde al tratamiento.

Los ciclos de quimioterapia pueden durar desde unas pocas semanas hasta varios meses, con intervalos de descanso para minimizar los efectos secundarios y permitir la recuperación de las células normales del cuerpo. La administración puede ser intravenosa, oral o mediante inyecciones, y es supervisada cuidadosamente por el equipo médico para ajustar el tratamiento según las necesidades y la tolerancia del paciente.

Este enfoque cíclico optimiza la efectividad del tratamiento mientras se gestiona su impacto en el bienestar del paciente.

Los medicamentos de quimioterapia se pueden administrar de diferentes maneras:

Intravenosa (IV): Los medicamentos se inyectan directamente en una vena.

La administración intravenosa (IV) de quimioterapia implica inyectar los medicamentos directamente en una vena, permitiendo que los fármacos entren rápidamente en el torrente sanguíneo y se distribuyan por todo el cuerpo.

Este método es altamente efectivo para entregar altas concentraciones de medicamentos de quimioterapia a las células cancerosas, independientemente de su ubicación. La IV es una de las formas más comunes de administrar quimioterapia debido a su rapidez y eficacia.

Los tratamientos intravenosos suelen realizarse en un hospital o clínica y pueden durar desde unos pocos minutos hasta varias horas, dependiendo del medicamento específico y el protocolo de tratamiento. La IV permite un control preciso de la dosificación y puede ajustarse fácilmente según las necesidades del paciente.

Aunque puede causar efectos secundarios, la administración intravenosa asegura que los medicamentos actúen de manera eficiente contra las células cancerosas, mejorando las posibilidades de éxito del tratamiento.

Oral: Los medicamentos se toman en forma de píldoras o cápsulas. La administración oral de quimioterapia implica tomar medicamentos en forma de píldoras o cápsulas.

Esta modalidad ofrece una gran comodidad y flexibilidad, ya que permite a los pacientes realizar el tratamiento desde la comodidad de su hogar sin necesidad de acudir a una clínica u hospital.

Los medicamentos orales se absorben a través del sistema digestivo y luego ingresan al torrente sanguíneo, distribuyéndose por todo el cuerpo para atacar las células cancerosas. Este método es igual de efectivo que la administración intravenosa para muchos tipos de cáncer y regímenes de tratamiento.

Los tratamientos orales deben seguirse con rigor, tomando las dosis exactas en los horarios indicados para mantener su eficacia.

Aunque la administración oral puede minimizar las molestias asociadas a las inyecciones, también puede causar efectos secundarios gastrointestinales, como náuseas y vómitos.

Sin embargo, su facilidad de uso y capacidad para integrarse en la vida diaria hacen que la quimioterapia oral sea una opción valiosa para muchos pacientes.

Inyección: Los medicamentos se inyectan en un músculo o bajo la piel. La administración de quimioterapia por inyección implica introducir los medicamentos directamente en un músculo (intramuscular) o bajo la piel (subcutánea).

Este método permite que los fármacos se absorban gradualmente en el torrente sanguíneo, ofreciendo una liberación controlada del medicamento. Las inyecciones intramusculares se administran generalmente en áreas como el brazo, el muslo o la nalga, mientras que las inyecciones subcutáneas se realizan en el tejido graso justo debajo de la piel, a menudo en el abdomen o el muslo.

Este método de administración es útil para ciertos medicamentos que necesitan ser liberados lentamente o que no son adecuados para la administración oral o intravenosa.

Las inyecciones pueden ser realizadas en una clínica o en casa, dependiendo del tipo de medicamento y del plan de tratamiento específico.

Aunque pueden causar molestias en el sitio de inyección, las inyecciones proporcionan una opción eficaz y flexible para la administración de quimioterapia en diferentes contextos clínicos.

Efectos Secundarios

Como con cualquier tratamiento de quimioterapia, la quimioterapia adyuvante puede causar efectos secundarios debido a su impacto en las células normales de rápido crecimiento.

La quimioterapia no solo ataca las células cancerosas, sino también las células sanas que se dividen rápidamente, como las de la médula ósea, el tracto gastrointestinal y los folículos pilosos. Esto puede resultar en una serie de efectos secundarios, que varían en intensidad según el tipo y la dosis de los medicamentos utilizados.

Entre los efectos secundarios comunes se encuentran la fatiga, náuseas, vómitos, pérdida de apetito, caída del cabello y susceptibilidad a infecciones debido a la disminución de los glóbulos blancos. Además, los pacientes pueden experimentar anemia, problemas digestivos y alteraciones en la piel y las uñas.

Es fundamental que los pacientes discutan estos posibles efectos con su equipo médico para recibir orientación sobre cómo manejarlos y minimizar su impacto en la calidad de vida durante el tratamiento.

Los efectos secundarios comunes incluyen:

- **La Fatiga**

La fatiga es un efecto secundario común de la quimioterapia adyuvante. Se caracteriza por una sensación persistente de cansancio y falta de energía que no se alivia con el descanso. Esta fatiga puede ser intensa y afectar significativamente la capacidad del paciente para realizar actividades cotidianas.

Es causada por varios factores, incluyendo el impacto de la quimioterapia en las células sanguíneas, la respuesta del cuerpo al tratamiento y el estrés emocional asociado al cáncer. Manejar la fatiga puede incluir descansar adecuadamente, mantener una dieta equilibrada, realizar ejercicio moderado y recibir apoyo emocional y psicológico.

Cómo Hacerle Frente a la Fatiga

La fatiga es uno de los efectos secundarios más comunes y debilitantes de la quimioterapia. A continuación, se presentan algunas estrategias prácticas para manejarla de manera efectiva:

Descanso Adecuado

El descanso adecuado es crucial para quienes están sometidos a quimioterapia, ya que la fatiga es uno de los efectos secundarios más comunes y debilitantes. Esta sensación de cansancio extremo no solo afecta físicamente, sino también emocionalmente, disminuyendo la capacidad del cuerpo para recuperarse y mantener una actitud positiva durante el tratamiento.

Para manejar esta fatiga, es esencial adoptar hábitos de descanso que ayuden al cuerpo a recuperarse sin perturbar el sueño nocturno. Tomar siestas cortas de 15 a 20 minutos durante el día puede ser muy beneficioso. Estas siestas breves permiten al cuerpo recargar energías sin llegar a un sueño profundo, lo que evita la sensación de aturdimiento al despertar y reduce el riesgo de interferir con el sueño nocturno.

Es importante evitar las siestas prolongadas, ya que estas pueden alterar el ritmo circadiano y dificultar el descanso nocturno, exacerbando la fatiga. Además, establecer una rutina de sueño consistente, con horarios regulares para acostarse y levantarse, puede ayudar a mejorar la calidad del sueño nocturno.

Durante la quimioterapia, el cuerpo está trabajando arduamente para combatir tanto la enfermedad como los efectos del tratamiento, por lo que escuchar a tu cuerpo y darle el descanso que necesita es fundamental para sobrellevar el proceso de manera más llevadera y efectiva.

Mantenerse Activo a Pesar de la Fatiga

Aunque la quimioterapia puede causar una fatiga significativa, mantenerse activo puede ser una herramienta poderosa para combatir este agotamiento. A pesar de lo contradictorio que pueda parecer, la actividad física moderada ha demostrado ser efectiva para aumentar los niveles de energía y mejorar la calidad de vida durante el tratamiento.

Incorporar ejercicios ligeros en la rutina diaria, como caminar al aire libre o en una cinta, puede ser muy beneficioso. Estos ejercicios no solo ayudan a mantener la movilidad y la fuerza muscular, sino que también promueven la liberación de endorfinas, que son hormonas que mejoran el estado de ánimo y la sensación general de bienestar.

La actividad física, incluso en pequeñas dosis, tiene un impacto positivo en la capacidad del cuerpo para manejar el tratamiento. Ejercitarse regularmente, aunque sea por solo unos minutos cada día, puede reducir la sensación de fatiga y mejorar la tolerancia a la quimioterapia. Además, el ejercicio puede ayudar a aliviar otros efectos secundarios como la ansiedad y la depresión, que a menudo acompañan al tratamiento del cáncer.

Es importante recordar que cada persona es diferente, y la clave es encontrar un nivel de actividad que sea seguro y manejable. Escuchar al cuerpo y ajustar la intensidad del ejercicio según cómo te sientas cada día es esencial. Consultar con un médico o un fisioterapeuta especializado puede ser útil para diseñar un plan de ejercicios adecuado que complemente el tratamiento y apoye la recuperación.

Importancia de la Hidratación y la Nutrición Durante la Quimioterapia

Mantener una adecuada hidratación y una dieta equilibrada es fundamental para combatir la fatiga y apoyar al cuerpo durante la quimioterapia. Estos dos aspectos son pilares esenciales para garantizar que el organismo funcione de manera óptima, especialmente cuando enfrenta los desafíos del tratamiento contra el cáncer.

Hidratación: Beber suficiente agua es crucial para mantener la salud general y ayudar al cuerpo a eliminar toxinas, incluidas aquellas liberadas por la destrucción de las células cancerosas. La deshidratación puede agravar la sensación de fatiga y causar otros problemas como dolores de cabeza, mareos y sequedad en la piel.

Es recomendable beber entre 8 a 10 vasos de agua al día, aunque las necesidades exactas pueden variar según la persona y las condiciones climáticas. Además de agua, se pueden incluir infusiones de hierbas, caldos y zumos naturales que también contribuyen a la ingesta de líquidos.

Nutrición: Una dieta equilibrada, rica en nutrientes, es vital para proporcionar la energía que el cuerpo necesita para recuperarse y funcionar correctamente.

Consumir una variedad de alimentos, incluidos aquellos ricos en proteínas, carbohidratos complejos, grasas saludables, vitaminas y minerales, ayuda a mantener la fuerza y a reparar los tejidos dañados por la quimioterapia. Las proteínas, por ejemplo, son esenciales para la reparación y regeneración celular, mientras que los carbohidratos complejos proporcionan una fuente de energía sostenible.

Incorporar alimentos frescos como frutas, verduras, granos enteros, nueces y semillas puede fortalecer el sistema inmunológico y mejorar la capacidad del cuerpo para resistir los efectos secundarios del tratamiento.

También es importante comer en pequeñas cantidades con más frecuencia a lo largo del día, ya que esto puede ayudar a mantener los niveles de energía y a prevenir la fatiga causada por caídas bruscas de azúcar en la sangre.

En resumen, una adecuada hidratación y una alimentación balanceada no solo ayudan a combatir la fatiga, sino que también juegan un papel clave en la recuperación general y el bienestar durante la quimioterapia. Consultar con un nutricionista especializado en oncología puede proporcionar un plan de alimentación personalizado que se adapte a las necesidades individuales durante el tratamiento.

Planificación y Organización para Manejar la Fatiga Durante la Quimioterapia

La planificación y organización diaria son herramientas clave para manejar la fatiga durante la quimioterapia. Al estructurar el día de manera que se incluyan periodos de descanso y actividades placenteras, se puede maximizar la energía disponible y mejorar el bienestar general.

Priorizar Tareas: Es fundamental identificar y centrarse en las tareas más importantes. Pregúntate cuáles son esenciales y cuáles pueden ser pospuestas o delegadas. Concentrar la energía en actividades que realmente importan no solo ayuda a reducir el estrés, sino que también evita la sensación de sobrecarga. No tengas miedo de pedir ayuda para las tareas que no son prioritarias; familiares y amigos suelen estar dispuestos a colaborar.

Incluir Periodos de Descanso: Programar descansos regulares durante el día es crucial para evitar el agotamiento. Estos periodos de descanso no solo ayudan a recargar energías, sino que también permiten al cuerpo recuperarse del tratamiento y reducir la acumulación de fatiga. Planifica descansos antes de que te sientas completamente agotado, lo cual es más efectivo para mantener un nivel de energía constante.

Actividades Relajantes y Recreativas: Incorporar actividades que te brinden alegría y relajación puede tener un efecto positivo en tu bienestar emocional y físico.

Actividades como leer, escuchar música, practicar la meditación, o dar un paseo al aire libre pueden ser revitalizantes. Estas actividades no solo ofrecen un descanso mental, sino que también pueden mejorar el estado de ánimo, lo que es esencial durante un tratamiento tan demandante como la quimioterapia.

Flexibilidad y Adaptación: Aunque la planificación es útil, también es importante ser flexible. Algunos días pueden ser más difíciles que otros, y es necesario ajustar la planificación diaria según cómo te sientas. Escuchar a tu cuerpo y adaptarte a sus necesidades diarias es fundamental para evitar la sobreexigencia y mantener un equilibrio saludable.

Delegación y Apoyo: Delegar tareas a otras personas puede ser una forma efectiva de conservar energía. Aceptar ayuda, ya sea en las tareas del hogar, el cuidado de los niños, o las compras, puede aliviar parte de la carga diaria y permitirte concentrarte en tu recuperación.

Apoyo Emocional

Hablar sobre la fatiga con familiares, amigos o un profesional de la salud puede proporcionar apoyo emocional y práctico. Compartir sus experiencias y recibir comprensión y ayuda puede aliviar parte del estrés asociado con la fatiga.

Implementando estas estrategias, se puede hacer frente a la fatiga de manera efectiva, mejorando la calidad de vida durante el tratamiento de quimioterapia.

Náuseas y vómitos

Las náuseas y vómitos son efectos secundarios comunes de la quimioterapia adyuvante. Ocurren porque los medicamentos de quimioterapia pueden irritar el revestimiento del estómago y afectar las áreas del cerebro que controlan el vómito. Estos síntomas pueden variar desde leves hasta severos y afectar significativamente la calidad de vida del paciente.

Para manejarlos, se pueden recetar medicamentos antieméticos, además de adoptar cambios en la dieta, como comer comidas pequeñas y frecuentes, evitar alimentos grasos o picantes y mantenerse hidratado. También es útil descansar y evitar olores fuertes que puedan desencadenar las náuseas.

Cómo Hacerle Frente a las Náuseas y Vómitos

Algunos tratamientos de quimioterapia pueden provocar náuseas y vómitos como efectos secundarios. Esto ocurre porque los medicamentos utilizados en la quimioterapia pueden irritar áreas específicas del cerebro que regulan el reflejo de las náuseas.

Además, la quimioterapia puede dañar las células que recubren la boca, la garganta, el estómago y los intestinos.

Estas células, al ser afectadas, pueden desencadenar una respuesta en el cuerpo que resulta en náuseas y vómitos.

Estos síntomas no solo son incómodos, sino que también pueden impactar la calidad de vida y la capacidad de mantener una nutrición adecuada durante el tratamiento. Es por eso que es importante gestionar estos efectos secundarios de manera efectiva para minimizar su impacto.

A continuación, se explican algunas estrategias para manejar estos efectos secundarios:

Medicamentos Antieméticos

Los medicamentos antieméticos son recetados por los médicos para prevenir o reducir las náuseas y vómitos causados por la quimioterapia. Es fundamental tomarlos según las indicaciones para asegurar su máxima eficacia.

Estos medicamentos ayudan a controlar los síntomas, mejorando la tolerancia al tratamiento. Además, es importante comunicar cualquier cambio en la intensidad de las náuseas al oncólogo, ya que esto puede permitir ajustar la medicación para un mejor manejo de los efectos secundarios.

Cambios en la Dieta

Hacer ajustes en la dieta puede ser efectivo para reducir las náuseas. Comer pequeñas cantidades de comida con mayor frecuencia, en lugar de grandes comidas, puede ser más fácil de manejar para el estómago. Evitar alimentos que son grasos, picantes o muy dulces, y preferir alimentos blandos y de fácil digestión, como arroz, pan tostado, y compota de manzana, puede ayudar a disminuir la irritación del estómago y aliviar las náuseas.

Hidratación

Mantenerse bien hidratado es esencial durante la quimioterapia, ya que ayuda a compensar la pérdida de líquidos y a mantener el cuerpo funcionando de manera óptima. Sin embargo, es importante hacerlo de manera gradual para evitar empeorar las náuseas.

En lugar de beber grandes cantidades de líquido de una vez, lo cual puede ser abrumador para el estómago y desencadenar náuseas, es preferible tomar pequeños sorbos de agua, té de hierbas o soluciones electrolíticas a lo largo del día.

Estos líquidos no solo ayudan a mantener el equilibrio de líquidos en el cuerpo, sino que también pueden reponer los electrolitos perdidos, especialmente si el vómito ha sido un problema. Además, los tés de hierbas, como el de jengibre o manzanilla, pueden tener propiedades calmantes que alivian el malestar estomacal.

Este enfoque gradual no sobrecarga el sistema digestivo y es más probable que se tolere bien, ayudando a evitar la deshidratación sin provocar más náuseas. Mantenerse bien hidratado de esta manera puede hacer una gran diferencia en cómo te sientes durante el tratamiento, mejorando tanto la comodidad física como el bienestar general.

Técnicas de Relajación

Las técnicas de relajación, como la respiración profunda, la meditación y la acupuntura, pueden ser muy efectivas para reducir la ansiedad y las náuseas durante la quimioterapia. Estas prácticas funcionan calmando el sistema nervioso, lo que ayuda a disminuir la sensación de malestar.

La respiración profunda, por ejemplo, consiste en inhalar lentamente por la nariz, permitiendo que el aire llene los pulmones, y luego exhalar suavemente por la boca. Esta técnica simple pero poderosa puede ayudar a reducir la tensión muscular y promover una sensación de calma, lo que a su vez puede aliviar las náuseas.

La meditación, que se centra en la atención plena y la relajación mental, también puede ser beneficiosa. Al centrar la mente y reducir el estrés, la meditación ayuda a minimizar la respuesta del cuerpo a los estímulos negativos, incluyendo las náuseas.

La acupuntura, una técnica de la medicina tradicional china que implica la inserción de agujas finas en puntos específicos del cuerpo, se ha utilizado para tratar una variedad de síntomas, incluidas las náuseas. Se cree que esta práctica ayuda a equilibrar el flujo de energía en el cuerpo, promoviendo el bienestar general y aliviando el malestar.

En conjunto, estas técnicas de relajación ofrecen una forma natural y efectiva de manejar los efectos secundarios de la quimioterapia.

Evitar Olores Fuertes

Los olores fuertes pueden ser un desencadenante importante de náuseas, especialmente durante la quimioterapia, cuando el sentido del olfato puede volverse más sensible. Para minimizar este malestar, es recomendable evitar la exposición a perfumes, humo, y alimentos con olores intensos que puedan provocar náuseas.

Perfumes y productos de limpieza con fragancias fuertes, así como el humo de cigarrillos o de cocina, son ejemplos comunes de olores que pueden causar incomodidad. Además, ciertos alimentos, como los alimentos fritos, especiados o cocidos a fuego lento, pueden liberar aromas que resultan desagradables para alguien que está en tratamiento.

Una forma efectiva de reducir la exposición a estos olores es ventilar bien la casa. Mantener las ventanas abiertas para permitir que el aire fresco circule puede dispersar los olores y mejorar la calidad del aire en el hogar. También es útil cocinar con las ventanas abiertas o utilizar un extractor de cocina para evitar que los olores se acumulen en la casa.

Tomar estas precauciones puede ayudar a crear un entorno más cómodo y menos irritante, lo que contribuye a reducir las náuseas y mejorar el bienestar general durante la quimioterapia.

Ambiente Tranquilo

Descansar en un ambiente tranquilo y cómodo es esencial para quienes están lidiando con náuseas, especialmente durante la quimioterapia. Un entorno libre de estímulos que puedan desencadenar el malestar, como luces brillantes, ruidos fuertes o movimientos bruscos, puede ayudar a calmar el sistema nervioso y reducir las náuseas.

Mantener una postura elevada después de comer también es beneficioso. Al recostarse con la cabeza y el torso ligeramente elevados, se facilita la digestión y se previene el reflujo gástrico, que puede agravar las náuseas. Esta postura ayuda a que los alimentos pasen más suavemente a través del sistema digestivo, minimizando la sensación de pesadez o incomodidad.

Además, usar ropa cómoda y holgada puede hacer una gran diferencia. La ropa ajustada puede ejercer presión sobre el abdomen, lo que puede aumentar el malestar y las náuseas.

Optar por prendas que no aprieten permite que el cuerpo se sienta más relajado y libre de restricciones, lo que es especialmente importante cuando se trata de descansar y recuperarse.

En conjunto, crear un ambiente relajante, adoptar una postura adecuada después de las comidas, y elegir ropa que no presione el abdomen, son estrategias simples pero efectivas para aliviar las náuseas y mejorar el bienestar general durante el tratamiento.

Consultar al Oncólogo

Si las náuseas y los vómitos persisten o se vuelven muy severos, es crucial comunicarse con el oncólogo de inmediato. Estos síntomas pueden ser debilitantes y afectar significativamente la calidad de vida del paciente durante la quimioterapia. El oncólogo está capacitado para evaluar la situación y ajustar el tratamiento según sea necesario.

Hay una variedad de enfoques y tratamientos disponibles que pueden ser adaptados para manejar estos síntomas. Por ejemplo, el oncólogo puede modificar la dosis de los medicamentos antieméticos, cambiar el tipo de medicamentos utilizados, o recomendar una combinación de terapias para abordar mejor las náuseas y los vómitos.

En algunos casos, también se pueden explorar opciones de tratamiento alternativo, como la acupuntura o la hipnosis, como complementos a la medicación tradicional.

Además, es importante que el oncólogo esté al tanto de cualquier síntoma persistente o grave, ya que esto podría indicar la necesidad de un enfoque más personalizado en el manejo de los efectos secundarios.

Al mantener una comunicación abierta y constante con el equipo médico, se puede mejorar significativamente el bienestar del paciente, asegurando que el tratamiento sea lo más tolerable y efectivo posible.

Implementar estas estrategias puede ayudar a controlar las náuseas y vómitos causados por la quimioterapia, permitiendo que los pacientes se sientan más cómodos y mantengan una mejor calidad de vida durante su tratamiento.

Cuándo Llamar a su Proveedor de Cuidados de la Salud

Es fundamental mantener una comunicación constante con su proveedor de cuidados de la salud durante el tratamiento de quimioterapia, especialmente si se presentan efectos secundarios severos. La quimioterapia puede provocar una variedad de síntomas, algunos de los cuales pueden requerir atención médica inmediata.

Si experimenta efectos secundarios como náuseas incontrolables, vómitos persistentes, fiebre alta, dificultad para respirar, dolor intenso o signos de infección, es crucial contactar a su proveedor de inmediato.

Estos síntomas pueden indicar que su cuerpo está reaccionando de manera adversa al tratamiento o que los efectos secundarios están fuera de control y necesitan ser gestionados de manera más agresiva.

Su proveedor de cuidados de la salud puede ajustar su tratamiento, recetar medicamentos adicionales para aliviar los síntomas, o recomendar cambios en su régimen de quimioterapia para mejorar su tolerancia al tratamiento.

Además, algunos efectos secundarios, si no se tratan a tiempo, pueden complicarse y conducir a problemas de salud más graves. Por lo tanto, no debe dudar en comunicarse con su proveedor si tiene preocupaciones sobre su bienestar.

Mantener una comunicación abierta y honesta asegura que reciba el apoyo y las intervenciones necesarias para manejar los efectos secundarios y continuar su tratamiento de manera segura y efectiva.

Debe llamar a su proveedor si experimenta alguno de los siguientes síntomas:

Vomita de 3 a 5 Veces en un Plazo de 24 Horas

El vómito excesivo puede llevar a la deshidratación y desequilibrios electrolíticos, afectando su salud general y capacidad para continuar con el tratamiento de manera efectiva.

Tiene Náuseas que no se Alivian, Aunque Tome un Medicamento Contra las Náuseas

Si los medicamentos antieméticos no alivian sus náuseas, puede ser necesario ajustar su dosis o cambiar a un medicamento diferente. Las náuseas persistentes pueden afectar su apetito y nutrición, lo cual es vital para su recuperación.

No Puede Beber Líquidos sin Vomitar

La incapacidad de beber líquidos sin vomitar es una situación preocupante que puede llevar rápidamente a la deshidratación, una condición peligrosa que afecta el equilibrio de electrolitos y la función general del cuerpo. Cuando no se puede retener líquidos, el cuerpo pierde agua y minerales esenciales, lo que puede provocar síntomas como debilidad extrema, mareos, confusión, y en casos graves, puede comprometer la función de los órganos.

Es crucial informar a su proveedor de salud si experimenta este problema, ya que la deshidratación puede avanzar rápidamente y requerir intervención médica urgente.

El proveedor de salud puede recomendar varias opciones para ayudar a rehidratar el cuerpo y controlar los vómitos. Esto podría incluir la administración de líquidos por vía intravenosa, que es una forma efectiva de reponer rápidamente los líquidos y electrolitos perdidos sin depender de la ingesta oral.

Además, el médico podría ajustar su tratamiento, recetar medicamentos para controlar las náuseas y vómitos, o sugerir cambios en la dieta que sean más fáciles de tolerar. Actuar de manera oportuna es esencial para prevenir complicaciones graves y asegurar que su cuerpo tenga el apoyo necesario para continuar con el tratamiento de manera segura.

Siente Mareo o Aturdimiento (Como si se Fuera a Desmayar)

Sentir mareo o aturdimiento, especialmente si se acompaña de la sensación de que se va a desmayar, puede ser un signo de varios problemas subyacentes como la deshidratación, presión arterial baja, o desequilibrios electrolíticos. Estos síntomas no deben ignorarse, ya que pueden indicar que el cuerpo no está funcionando de manera óptima y requiere atención médica inmediata.

La deshidratación, que ocurre cuando el cuerpo pierde más líquidos de los que ingiere, puede causar una disminución en el volumen de sangre, lo que a su vez puede reducir la presión arterial y disminuir el flujo de sangre al cerebro, provocando mareos y aturdimiento. Del mismo modo, un desequilibrio en los electrolitos, que son minerales esenciales como el sodio, potasio y calcio, puede afectar la función nerviosa y muscular, contribuyendo a estos síntomas.

La presión arterial baja, por otro lado, puede ser causada por una serie de factores, incluyendo la deshidratación, el uso de ciertos medicamentos o la respuesta del cuerpo al tratamiento. Si no se trata, puede llevar a desmayos y, en casos más graves, a un shock.

Es importante contactar a su proveedor de salud si experimenta estos síntomas. Ellos pueden realizar una evaluación, ajustar su tratamiento y proporcionar intervenciones necesarias, como la rehidratación o ajustes en la medicación, para evitar complicaciones mayores y garantizar su seguridad y bienestar durante el tratamiento.

Tiene Acidez o Dolor de Estómago

La acidez o el dolor de estómago durante la quimioterapia pueden ser señales de irritación o daño en el tracto gastrointestinal, que es una de las áreas más vulnerables debido al efecto de los medicamentos utilizados en este tratamiento.

Estos medicamentos no solo atacan las células cancerosas, sino que también pueden afectar las células sanas del revestimiento del estómago y los intestinos, lo que lleva a síntomas como ardor, dolor o malestar general en el área abdominal.

Este daño puede manifestarse como acidez, una sensación de ardor que sube desde el estómago hacia el pecho, o dolor de estómago, que puede ser persistente y afectar la capacidad de comer y digerir alimentos adecuadamente. Si no se trata, estos síntomas pueden empeorar y contribuir a problemas adicionales como náuseas, pérdida de apetito o incluso úlceras.

Es importante comunicar estos síntomas a su proveedor de salud, quien puede recomendar tratamientos específicos para aliviar el malestar y proteger el tracto digestivo. Estos tratamientos pueden incluir medicamentos para reducir la acidez estomacal, recubrimientos protectores para el revestimiento del estómago o cambios en la dieta.

Abordar estos síntomas de manera oportuna es esencial para mantener una calidad de vida aceptable durante la quimioterapia y para prevenir complicaciones más serias.

Contactar a su proveedor de cuidados de la salud ante estos síntomas permite una intervención oportuna para manejar los efectos secundarios de manera efectiva, asegurando que su tratamiento de quimioterapia continúe con la menor interrupción posible y manteniendo su bienestar general.

Pérdida de cabello

La pérdida de cabello, conocida médicamente como alopecia, es un efecto secundario común y visible de la quimioterapia adyuvante. Ocurre porque los medicamentos de quimioterapia atacan no solo las células cancerosas que se dividen rápidamente, sino también otras células de rápida división en el cuerpo, incluyendo las de los folículos pilosos. Esta pérdida de cabello puede afectar no solo la cabeza, sino también otras áreas del cuerpo, como las cejas, pestañas y el vello corporal.

La extensión y la rapidez con la que ocurre la pérdida de cabello dependen del tipo de medicamentos utilizados, la dosis y la duración del tratamiento. Algunos pacientes pueden experimentar un adelgazamiento gradual del cabello, mientras que otros pueden perder todo su cabello en un corto periodo de tiempo.

La pérdida de cabello puede ser emocionalmente difícil, afectando la autoestima y la imagen corporal del paciente. Es importante recordar que este efecto secundario es generalmente temporal; el cabello suele volver a crecer después de finalizar el tratamiento, aunque la textura y el color pueden variar inicialmente.

La pérdida de cabello es un efecto secundario común de la quimioterapia y puede ser una experiencia emocionalmente desafiante. Para manejar este cambio, muchos pacientes optan por usar pelucas, sombreros, pañuelos o bufandas, lo que les permite mantener una apariencia con la que se sientan cómodos y seguros.

Estas opciones no solo ofrecen una forma de cubrir la cabeza, sino que también pueden ser una manera de expresar estilo personal y sentir un sentido de control sobre la situación.

Cortar el cabello corto antes de que comience a caerse puede ser una estrategia útil para mitigar el impacto emocional de la pérdida de cabello. Al hacer este cambio de manera gradual, es posible que el proceso sea menos traumático, ya que la pérdida se notará menos en comparación con la caída de mechones largos. Además, un corte de cabello corto puede hacer que el proceso de ajuste a la pérdida sea más manejable.

Algunos pacientes encuentran que asumir el control de este cambio, en lugar de esperar a que ocurra naturalmente, les da una sensación de empoderamiento y les ayuda a adaptarse mejor al tratamiento. Es importante recordar que la pérdida de cabello es generalmente temporal, y el cabello suele crecer nuevamente después de que finaliza el tratamiento.

Además, el cuidado del cuero cabelludo, como mantenerlo hidratado y protegido del sol, es crucial durante este tiempo. Hablar con un profesional de la salud sobre estrategias para enfrentar este cambio puede proporcionar apoyo emocional adicional y práctico.

Debilitamiento del Cabello o Caída del Cabello

Algunos tipos de quimioterapia pueden causar debilitamiento o caída del cabello, un efecto secundario común que suele manifestarse entre 2 y 4 semanas después del inicio del tratamiento. Este fenómeno ocurre porque la quimioterapia afecta a todas las células que se dividen rápidamente, incluyendo las células de los folículos pilosos responsables del crecimiento del cabello.

Como resultado, el cabello puede volverse más delgado, quebradizo o caerse en mechones, lo que puede ser emocionalmente difícil de afrontar.

La caída del cabello generalmente comienza de manera gradual, pero puede volverse más evidente con el tiempo a medida que el tratamiento avanza. Es importante recordar que este efecto es temporal. Una vez que el tratamiento de quimioterapia ha finalizado, el cabello suele comenzar a crecer nuevamente unos meses después.

Sin embargo, es posible que el nuevo cabello tenga una textura o color diferentes. Por ejemplo, puede crecer más rizado, más fino o con un color más claro o más oscuro que el cabello anterior.

Este cambio en la textura o color del cabello puede ser temporal o permanente, dependiendo del tipo de quimioterapia y la respuesta individual del cuerpo. A medida que el cuerpo se recupera, muchos pacientes encuentran que su cabello vuelve a su estado original con el tiempo.

Cómo Hacerle Frente a la posible Caída del Cabello

Corte de Cabello Previo al Tratamiento

Cortarse el cabello antes de comenzar el tratamiento de quimioterapia puede ser una decisión prudente y emocionalmente beneficiosa para los pacientes. La quimioterapia a menudo causa la pérdida del cabello, lo que puede ser una experiencia difícil y traumática. Al optar por un corte de cabello previo al tratamiento, los pacientes pueden hacer que la transición sea menos drástica y más manejable emocionalmente.

Tener el cabello corto antes de que comience a caerse puede reducir el impacto visual y emocional de la pérdida de cabello, ayudando a los pacientes a adaptarse gradualmente a los cambios en su apariencia. Además, un corte de cabello más corto puede hacer que el manejo del cabello durante el tratamiento sea más sencillo y cómodo.

Esta medida también permite a los pacientes tomar el control de la situación, en lugar de sentir que están perdiendo el control sobre su apariencia debido al tratamiento. Al prepararse de esta manera, los pacientes pueden enfrentar el proceso con una actitud más positiva y una mayor resiliencia emocional, lo que puede contribuir a una mejor experiencia general durante el tratamiento de quimioterapia.

Cuidado del Cabello: Lávese el cabello y use acondicionador cada 2 a 4 días. Utilice champú para bebés u otro champú suave y un acondicionador cremoso. Esto ayudará a mantener su cabello y cuero cabelludo en buen estado.

Protección Solar: La protección solar es esencial durante y después de la quimioterapia, especialmente si ha experimentado pérdida de cabello. Sin la protección natural del cabello, el cuero cabelludo se vuelve más vulnerable a los dañinos rayos UV del sol.

Para prevenir el daño solar, es recomendable usar champús y acondicionadores que contengan protector solar. Estos productos están formulados para proteger el cuero cabelludo de la exposición directa al sol, reduciendo el riesgo de quemaduras solares y otros daños.

Además de utilizar productos con protección solar, es importante evitar la exposición prolongada del cuero cabelludo al sol, especialmente durante las horas pico de radiación UV. Mantener la cabeza cubierta en verano con sombreros, bufandas o pañuelos es una medida efectiva para proteger la piel del cuero cabelludo.

Los sombreros de ala ancha no solo ofrecen sombra al cuero cabelludo, sino también a la cara y el cuello, proporcionando una protección adicional contra los rayos UV.

Estas precauciones no solo ayudan a proteger la piel del cuero cabelludo, que puede ser más sensible durante la quimioterapia, sino que también contribuyen a la comodidad general y al cuidado de la salud de la piel en general. Mantener una rutina de protección solar es fundamental para evitar complicaciones y mantener el cuero cabelludo saludable durante este tiempo sensible.

Protección en Invierno: Durante el invierno, es crucial proteger la cabeza cubriéndola con un sombrero, pañuelo, turbante o peluca, especialmente para los pacientes que han perdido cabello debido a la quimioterapia. Mantener la cabeza abrigada no solo ayuda a controlar el cabello que se cae, sino que también previene la pérdida de calor corporal, ya que gran parte del calor se escapa por la cabeza.

El uso de estos accesorios proporciona una barrera contra el frío, reduciendo el riesgo de resfriados y otras enfermedades que pueden complicar el tratamiento. Además, cubrir la cabeza puede ofrecer un confort emocional, ayudando a los pacientes a sentirse más seguros y cómodos con su apariencia.

Los sombreros, pañuelos y turbantes también protegen el cuero cabelludo sensible del viento frío y seco, que puede causar irritación y sequedad. Las pelucas no solo brindan calor, sino que también pueden ayudar a mantener una apariencia familiar, lo que puede mejorar el bienestar emocional y la confianza durante un período desafiante.

Cuidados Durante el Sueño: Dormir con una almohada con funda de satén o seda es altamente recomendable para los pacientes de quimioterapia, ya que estas telas suaves pueden disminuir los enredos en el cabello y ofrecer mayor comodidad.

A diferencia del algodón, que puede ser áspero y causar fricción, el satén y la seda permiten que el cabello se deslice suavemente sobre la superficie, reduciendo la caída y el quiebre del cabello debilitado.

Además, estas telas son más gentiles con el cuero cabelludo sensible, que puede volverse más delicado durante el tratamiento. La suavidad del satén y la seda también ayuda a prevenir la irritación y proporciona un entorno más cómodo para dormir, mejorando la calidad del sueño, que es crucial para la recuperación.

Optar por una funda de almohada de satín o seda no solo protege el cabello, sino que también contribuye a un mayor bienestar general, proporcionando una sensación de lujo y cuidado en un momento en que el confort es particularmente importante. Este pequeño cambio en la ropa de cama puede tener un impacto significativo en la experiencia diaria de los pacientes, ayudándolos a sentirse mejor cuidados y más cómodos.

Enfriamiento del Cuero Cabelludo

Considere preguntar a su proveedor de cuidados de la salud si el enfriamiento del cuero cabelludo (uso de un gorro frío) es una opción adecuada para usted. Esta técnica puede ayudar a reducir la pérdida de cabello al disminuir la cantidad de quimioterapia que llega a los folículos pilosos.

Implementar estas estrategias puede ayudar a manejar la caída del cabello y minimizar el impacto emocional, mejorando su comodidad y bienestar durante el tratamiento de quimioterapia.

Anemia

La anemia es una condición común que puede desarrollarse durante la quimioterapia debido a la reducción en la producción de glóbulos rojos. Los glóbulos rojos desempeñan un papel crucial en el cuerpo, ya que son los responsables de transportar oxígeno a los tejidos. Cuando los niveles de estos glóbulos disminuyen, el cuerpo no recibe suficiente oxígeno, lo que puede llevar a síntomas como fatiga, debilidad y una notable falta de energía.

La quimioterapia afecta la médula ósea, el tejido donde se producen los glóbulos rojos, causando un daño que interfiere con su capacidad para generar nuevas células sanguíneas. Esta disminución en la producción de glóbulos rojos resulta en anemia, lo que agrava la sensación de agotamiento y dificulta llevar a cabo las actividades diarias normales.

Los síntomas de la anemia pueden variar en intensidad y a menudo se sienten como un cansancio extremo que no mejora con el descanso. En casos más severos, la anemia puede causar mareos, palpitaciones o dificultad para respirar.

Es importante que los pacientes en tratamiento de quimioterapia monitoreen estos síntomas y hablen con su médico, quien puede sugerir tratamientos como suplementos de hierro, transfusiones de sangre o medicamentos para estimular la producción de glóbulos rojos, ayudando así a manejar esta condición y mejorar la calidad de vida durante el tratamiento.

Para manejarla, se pueden administrar suplementos de hierro, cambios en la dieta, o transfusiones de sangre en casos severos.

Es fundamental monitorear los niveles de hemoglobina y consultar al equipo médico para recibir el tratamiento adecuado.

Infecciones debido a la disminución de glóbulos blancos

La quimioterapia puede causar una disminución en los glóbulos blancos, particularmente en los neutrófilos, que son esenciales para combatir infecciones. Esta condición, conocida como neutropenia, deja al cuerpo más vulnerable a infecciones bacterianas, virales y fúngicas.

Los glóbulos blancos se producen en la médula ósea, y la quimioterapia puede dañar estas células en desarrollo, reduciendo su número y debilitando el sistema inmunológico.

Los síntomas de infección pueden incluir fiebre, escalofríos, dolor de garganta, tos, y heridas que no sanan. Para prevenir infecciones, es crucial mantener una buena higiene, evitar multitudes y personas enfermas, y seguir prácticas de seguridad alimentaria.

Los médicos pueden prescribir factores de crecimiento que estimulan la producción de glóbulos blancos, antibióticos profilácticos o recomendar ajustes en la quimioterapia. Es vital contactar al equipo médico inmediatamente si se presentan signos de infección, ya que una respuesta rápida es crucial para el manejo efectivo de las infecciones durante la quimioterapia.

Problemas digestivos

Es importante que los pacientes discutan con su equipo médico los posibles efectos secundarios y las estrategias para manejarlos. La calidad de vida durante el tratamiento es una consideración importante, y existen numerosos recursos y medicamentos para aliviar los síntomas adversos.

La quimioterapia puede causar diversos problemas digestivos, como náuseas, vómitos, diarrea, estreñimiento y pérdida de apetito. Estos efectos secundarios resultan del impacto de los medicamentos en las células del tracto gastrointestinal, que se dividen rápidamente. La inflamación y daño en las paredes del estómago y los intestinos pueden provocar malestar significativo.

Es crucial que los pacientes discutan estos posibles efectos secundarios con su equipo médico para desarrollar estrategias de manejo personalizadas. Existen numerosos medicamentos y recursos para aliviar los síntomas adversos. Por ejemplo, los antieméticos pueden prevenir o reducir las náuseas y vómitos, mientras que los laxantes o antidiarreicos pueden ayudar a regular la función intestinal.

Además, hacer ajustes en la dieta, como comer comidas pequeñas y frecuentes, evitar alimentos irritantes y mantenerse bien hidratado, puede ser beneficioso. El equipo médico también puede recomendar suplementos nutricionales si la pérdida de apetito afecta la ingesta de nutrientes esenciales.

La calidad de vida durante el tratamiento es una consideración importante, y un enfoque integral para manejar los problemas digestivos puede mejorar significativamente el bienestar del paciente.

Comprendiendo la Metástasis

Comprender la metástasis es crucial para entender cómo el cáncer se disemina y afecta al cuerpo. La metástasis es el proceso mediante el cual las células cancerosas se separan del tumor original y viajan a otras partes del cuerpo, formando nuevos tumores. Este fenómeno es responsable de la mayoría de las muertes por cáncer, ya que los tumores metastásicos son a menudo más difíciles de tratar y controlar que los tumores primarios.

El proceso de metástasis comienza cuando las células cancerosas adquieren la capacidad de invadir tejidos circundantes. Estas células pueden entrar en los vasos sanguíneos o linfáticos, utilizando estos sistemas como rutas de transporte hacia otros órganos y tejidos.

Una vez que las células cancerosas se establecen en una nueva ubicación, comienzan a crecer y formar un nuevo tumor, conocido como tumor metastásico.

Cuando las células cancerosas se diseminan y forman un nuevo tumor en otra parte del cuerpo, este nuevo tumor es del mismo tipo de cáncer que el tumor original. Por ejemplo, si las células del cáncer de mama se diseminan a los huesos, el tumor que se forma en los huesos está compuesto de células de cáncer de mama, no de células óseas.

Esto significa que, aunque el nuevo tumor está en una ubicación diferente, las características y el comportamiento de las células cancerosas siguen siendo las mismas que las del tumor primario.

Este aspecto es crucial para el tratamiento, ya que el cáncer metastásico debe tratarse con enfoques específicos para el tipo de cáncer original. Por ejemplo, las terapias efectivas para el cáncer de mama serán las que se utilicen para tratar las metástasis en los huesos, no los tratamientos para el cáncer óseo.

Entender que las células metastásicas conservan las características del tumor original permite a los oncólogos diseñar tratamientos más precisos y efectivos para combatir el cáncer metastásico.

La metástasis es un proceso complejo y multifacético que implica cambios en el comportamiento celular y la interacción con el entorno microambiental.

Las células cancerosas deben superar varios obstáculos para metastatizar, lo que implica un proceso complejo y desafiante. Primero, deben sobrevivir en el torrente sanguíneo, un entorno hostil donde muchas células cancerosas no logran prosperar debido a la falta de soporte y nutrientes adecuados.

Además, estas células deben evadir el sistema inmunológico, que detecta y destruye las células anormales. Las células cancerosas desarrollan mecanismos para ocultarse o resistir los ataques del sistema inmunitario, como la producción de proteínas que inhiben la respuesta inmunológica.

Finalmente, una vez que las células cancerosas llegan a un nuevo órgano o tejido, deben adaptarse al microambiente diferente. Esto implica la capacidad de adherirse a las células del nuevo entorno, obtener nutrientes y evitar señales que normalmente inhibirían su crecimiento.

Adaptarse a estas nuevas condiciones es crucial para que las células cancerosas puedan establecer y proliferar en el nuevo sitio, formando tumores metastásicos que son más difíciles de tratar y controlar.

Este proceso es facilitado por factores genéticos y moleculares específicos que permiten a las células cancerosas invadir, sobrevivir y proliferar en nuevos entornos.

El diagnóstico de metástasis generalmente implica pruebas de imagen como tomografías computarizadas, resonancias magnéticas y escaneos PET, que pueden detectar la presencia de tumores en otras partes del cuerpo.

El tratamiento de la metástasis suele ser más complejo debido a la diseminación del cáncer a múltiples órganos y tejidos. Este tratamiento a menudo requiere un enfoque multifacético que puede incluir una combinación de cirugía, radioterapia, quimioterapia y terapias dirigidas. La cirugía puede ser utilizada para extirpar tumores metastásicos específicos, pero su efectividad depende de la ubicación y el número de metástasis.

La radioterapia es un tratamiento que se utiliza para reducir el tamaño de los tumores y aliviar síntomas relacionados con el cáncer, como el dolor. Funciona mediante el uso de radiación de alta energía dirigida a las áreas afectadas, lo que daña las células cancerosas y limita su capacidad de crecer y multiplicarse.

Este enfoque es particularmente efectivo en tumores localizados, ayudando a reducir su tamaño y proporcionando alivio a los pacientes.

Por otro lado, la quimioterapia es un tratamiento sistémico que implica el uso de medicamentos para destruir las células cancerosas en todo el cuerpo. A diferencia de la radioterapia, que se enfoca en áreas específicas, la quimioterapia circula por todo el organismo, lo que la hace especialmente útil para tratar cánceres que se han diseminado.

Sin embargo, este alcance amplio también significa que la quimioterapia puede afectar las células sanas, particularmente aquellas que se dividen rápidamente, como las células del cabello, la piel y la médula ósea. Esto puede llevar a efectos secundarios significativos, como la pérdida de cabello, anemia, náuseas y fatiga.

A pesar de estos efectos secundarios, la quimioterapia es esencial para atacar el cáncer a nivel sistémico, ayudando a controlar la enfermedad y aumentar las posibilidades de remisión. Ambos tratamientos, radioterapia y quimioterapia, son a menudo combinados para abordar el cáncer desde múltiples frentes, mejorando así los resultados generales para los pacientes.

Las terapias dirigidas representan un enfoque más avanzado y específico, ya que se dirigen a las características moleculares y genéticas únicas de las células cancerosas. Estas terapias pueden incluir inhibidores de señales específicas que las células cancerosas utilizan para crecer y dividirse.

La combinación de estos tratamientos busca maximizar la destrucción de las células cancerosas mientras se minimizan los efectos secundarios, mejorando así la calidad de vida y las tasas de supervivencia de los pacientes con cáncer metastásico.

Comprender la metástasis es vital para el desarrollo de tratamientos más efectivos. La investigación en este campo se centra en identificar los mecanismos moleculares que permiten la diseminación de las células cancerosas y desarrollar terapias que puedan bloquear estos procesos.

Al hacerlo, se espera mejorar las tasas de supervivencia y la calidad de vida de los pacientes con cáncer metastásico.

La Quimioterapia Adyuvante

Ejemplos de Cánceres Tratados con Quimioterapia Adyuvante

La quimioterapia adyuvante es comúnmente utilizada en varios tipos de cáncer, incluyendo:

La Quimioterapia Adyuvante en el Cáncer de Mama
La quimioterapia adyuvante es una estrategia de tratamiento que se utiliza comúnmente en el cáncer de mama para reducir el riesgo de recurrencia después de la cirugía. Después de que se ha extirpado el tumor mediante cirugía, todavía pueden quedar células cancerosas microscópicas en el cuerpo que no son detectables mediante pruebas de imagen o exploraciones físicas.

La quimioterapia adyuvante tiene como objetivo destruir estas células residuales, minimizando así la posibilidad de que el cáncer regrese o se disemine a otras partes del cuerpo.

Este enfoque se aplica para atacar cualquier célula cancerosa que pueda haberse desprendido del tumor primario y estar circulando por el cuerpo. Aunque el paciente podría estar libre de signos visibles de cáncer después de la cirugía, la quimioterapia adyuvante actúa como una medida preventiva adicional.

El tratamiento puede ser personalizado según las características del tumor y la salud general del paciente, y generalmente se administra en ciclos durante un período de meses. A pesar de que la quimioterapia adyuvante puede tener efectos secundarios, como náuseas, fatiga y pérdida de cabello, su beneficio en la reducción del riesgo de recurrencia del cáncer de mama hace que sea una opción valiosa y común en el manejo integral de esta enfermedad.

Este enfoque se utiliza particularmente en casos donde el cáncer es invasivo y existe un riesgo significativo de que las células cancerosas se hayan diseminado más allá del tumor original, incluso si no son detectables mediante pruebas de imagen.

Objetivo Principal de la Quimioterapia Adyuvante en el Cáncer de Mama

El objetivo principal de la quimioterapia adyuvante en el cáncer de mama es eliminar cualquier célula cancerosa residual que pudiera quedar en el cuerpo después de la cirugía.

Aunque la cirugía puede extirpar el tumor visible y posiblemente algunos ganglios linfáticos afectados, siempre existe el riesgo de que pequeñas cantidades de células cancerosas hayan migrado a otras partes del cuerpo y no sean detectables mediante métodos de imagen convencionales.

Estas células cancerosas residuales pueden quedarse en la sangre o en los tejidos y, si no se tratan, pueden crecer y formar nuevos tumores en el futuro. La quimioterapia adyuvante actúa de manera sistémica, lo que significa que viaja por todo el cuerpo a través del torrente sanguíneo, atacando y destruyendo estas células cancerosas dondequiera que se encuentren.

Al eliminar estas células, la quimioterapia adyuvante reduce significativamente el riesgo de recurrencia del cáncer, mejorando las probabilidades de supervivencia a largo plazo. Este tratamiento es especialmente crucial para pacientes con características de alto riesgo, como tumores grandes, ganglios linfáticos positivos, o cánceres con características biológicas agresivas.

Además de reducir el riesgo de recurrencia, la quimioterapia adyuvante puede mejorar la calidad de vida a largo plazo al disminuir la ansiedad asociada con la posibilidad de que el cáncer regrese.

Al abordar todas las posibles células cancerosas residuales, este enfoque ofrece una mayor tranquilidad y seguridad a los pacientes, contribuyendo a un enfoque integral y efectivo en el tratamiento del cáncer de mama.

Al hacerlo, se reduce significativamente la posibilidad de que el cáncer vuelva a aparecer, mejorando las tasas de supervivencia a largo plazo. Este tratamiento puede ser especialmente beneficioso en pacientes con ganglios linfáticos afectados, tumores grandes o cánceres de mama con características agresivas, como los HER2 positivos o triples negativos.

Reducción de la Recurrencia y Mejora de la Supervivencia con Quimioterapia Adyuvante

La quimioterapia adyuvante es fundamental en el tratamiento del cáncer de mama porque reduce significativamente la posibilidad de que el cáncer vuelva a aparecer. Al eliminar las células cancerosas residuales que pueden haber escapado durante la cirugía, este tratamiento disminuye el riesgo de recurrencia, lo cual es esencial para mejorar las tasas de supervivencia a largo plazo.

Este enfoque es particularmente beneficioso en pacientes con características de alto riesgo, como ganglios linfáticos afectados, tumores grandes o cánceres de mama con características biológicas agresivas. En los casos de cáncer HER2 positivo o triple negativo, que tienden a ser más agresivos y tienen mayores tasas de recurrencia, la quimioterapia adyuvante juega un papel crucial en la eliminación de células cancerosas remanentes y en la prevención de la diseminación del cáncer.

La quimioterapia adyuvante es una herramienta vital en el tratamiento del cáncer de mama, especialmente en casos de alto riesgo. Al reducir la recurrencia y mejorar las tasas de supervivencia, proporciona un enfoque integral para asegurar que los pacientes tengan las mejores oportunidades de una recuperación completa y duradera.

La quimioterapia adyuvante generalmente se administra en ciclos, con periodos de tratamiento seguidos de periodos de descanso para permitir que el cuerpo se recupere. Los medicamentos pueden administrarse por vía intravenosa u oral, dependiendo del régimen específico. La duración del tratamiento varía, pero típicamente se extiende de tres a seis meses.

Proceso y Administración de la Quimioterapia Adyuvante

La quimioterapia adyuvante generalmente se administra en ciclos, que son periodos de tratamiento seguidos de periodos de descanso. Estos ciclos permiten que el cuerpo se recupere de los efectos del tratamiento antes de la siguiente dosis, ayudando a minimizar los efectos secundarios y mantener la eficacia del tratamiento.

Los medicamentos de quimioterapia pueden administrarse de diferentes maneras, principalmente por vía intravenosa (IV) u oral. La administración intravenosa implica inyectar los medicamentos directamente en una vena, lo que permite una rápida distribución del fármaco a través del torrente sanguíneo.

La administración oral, por otro lado, implica tomar medicamentos en forma de píldoras o cápsulas, que luego se absorben a través del sistema digestivo.

La duración del tratamiento con quimioterapia adyuvante varía según varios factores, incluyendo el tipo de cáncer, el régimen específico de medicamentos y la respuesta individual del paciente al tratamiento. Típicamente, el tratamiento se extiende de tres a seis meses.

Durante este periodo, el oncólogo monitorea de cerca la salud del paciente, ajustando las dosis y el calendario de administración según sea necesario para maximizar la efectividad y minimizar los efectos secundarios.

Los periodos de descanso entre ciclos son cruciales para permitir que las células normales del cuerpo, especialmente las de rápida división como las células sanguíneas y del revestimiento gastrointestinal, se recuperen. Esto ayuda a reducir los efectos secundarios como la anemia, infecciones y problemas digestivos.

Manejo de Efectos Secundarios

Los pacientes deben estar preparados para manejar los efectos secundarios, que pueden incluir náuseas, fatiga, pérdida de cabello, y susceptibilidad a infecciones. Es crucial trabajar en estrecha colaboración con el equipo médico para abordar estos efectos y mantener una buena calidad de vida durante el tratamiento.

Manejo de Efectos Secundarios

Es bueno reiterar que la quimioterapia adyuvante, aunque eficaz, puede causar diversos efectos secundarios como náuseas, fatiga, pérdida de cabello y susceptibilidad a infecciones. Es esencial que los pacientes se preparen para enfrentar estos desafíos y trabajen en estrecha colaboración con su equipo médico para mantener una buena calidad de vida durante el tratamiento.

Náuseas y Vómitos: Los medicamentos antieméticos pueden ser recetados para prevenir o reducir las náuseas y los vómitos. Además, comer comidas pequeñas y frecuentes, y evitar alimentos irritantes, puede ayudar a minimizar estos síntomas.

Fatiga: La fatiga es común y puede ser debilitante. Se recomienda descansar adecuadamente, tomar siestas cortas y realizar ejercicios ligeros, como caminar, para mantener los niveles de energía. Mantener una dieta equilibrada e hidratación adecuada también es crucial.

Pérdida de Cabello: La pérdida de cabello puede ser emocionalmente difícil. Cortar el cabello antes de que comience a caer puede hacer la transición más manejable. Usar pelucas, sombreros o pañuelos, y dormir con una funda de almohada de satén puede reducir el impacto emocional y físico.

Susceptibilidad a Infecciones: La disminución de glóbulos blancos aumenta el riesgo de infecciones. Es importante mantener una buena higiene, evitar multitudes y personas enfermas, y seguir prácticas de seguridad alimentaria. Los médicos pueden prescribir factores de crecimiento para estimular la producción de glóbulos blancos.

Trabajar estrechamente con el equipo médico es vital. Los médicos pueden ajustar las dosis de quimioterapia, recetar medicamentos para aliviar los efectos secundarios y proporcionar apoyo emocional. La comunicación abierta y regular con el equipo de salud ayuda a manejar mejor los efectos secundarios, asegurando que los pacientes mantengan una calidad de vida aceptable durante el tratamiento.

El Cáncer de Mama y sus Generalidades

El cáncer de mama es uno de los tipos de cáncer más comunes entre las mujeres en todo el mundo, aunque también puede afectar a los hombres, aunque en menor medida.

El cáncer de mama se origina cuando las células en los senos comienzan a crecer de manera descontrolada. Estas células anormales se multiplican más rápido que las células sanas, lo que conduce a la formación de un tumor. Los tumores pueden ser benignos, lo que significa que no son cancerosos y generalmente no representan una amenaza grave.

Sin embargo, cuando el tumor es maligno, implica que es canceroso y tiene la capacidad de invadir los tejidos circundantes.

Un tumor maligno en el seno puede expandirse más allá de su ubicación original, afectando los tejidos cercanos, como la piel o los músculos, y en etapas más avanzadas, puede diseminarse a otras partes del cuerpo a través del sistema linfático o el torrente sanguíneo.

Este proceso de diseminación se conoce como metástasis, y es una de las principales razones por las que el cáncer de mama puede ser tan peligroso.

La capacidad de un tumor maligno para invadir otros tejidos y órganos es lo que lo diferencia de los tumores benignos, y es la razón por la que el cáncer de mama requiere un diagnóstico y tratamiento oportunos para prevenir su propagación y mejorar las posibilidades de supervivencia.

Tipos de Cáncer de Mama

El cáncer de mama se presenta en varias formas, siendo las más comunes el carcinoma ductal in situ (CDIS), que es un cáncer no invasivo donde las células anormales están contenidas en los conductos lácteos, y el carcinoma ductal invasivo (CDI), donde el cáncer se ha extendido más allá de los conductos a otras partes del tejido mamario.

Otro tipo es el carcinoma lobulillar invasivo (CLI), que se origina en los lobulillos y puede diseminarse a otros tejidos.

Factores de Riesgo

El desarrollo del cáncer de mama está asociado con varios factores de riesgo que pueden aumentar la probabilidad de que una persona desarrolle la enfermedad. Uno de los factores más significativos es la edad avanzada, ya que el riesgo de cáncer de mama aumenta a medida que las mujeres envejecen, especialmente después de los 50 años.

La historia familiar de cáncer de mama también es un factor de riesgo importante. Las mujeres que tienen familiares directos, como madre, hermana o hija, que han sido diagnosticadas con cáncer de mama, tienen un mayor riesgo de desarrollar la enfermedad, lo que puede estar relacionado con mutaciones genéticas heredadas como BRCA1 y BRCA2.

La exposición a estrógenos, especialmente a través de la terapia hormonal después de la menopausia, puede aumentar el riesgo de cáncer de mama. Del mismo modo, el inicio temprano de la menstruación (antes de los 12 años) y la menopausia tardía (después de los 55 años) prolongan la exposición del cuerpo a los estrógenos, lo que también incrementa el riesgo.

Ciertos estilos de vida, como la falta de actividad física y el consumo de alcohol, son factores de riesgo modificables. El alcohol, incluso en cantidades moderadas, está asociado con un mayor riesgo de cáncer de mama, y la inactividad física contribuye al sobrepeso, que también es un factor de riesgo.

Adoptar un estilo de vida saludable puede ayudar a reducir el riesgo general de desarrollar cáncer de mama.

Síntomas

Los síntomas del cáncer de mama pueden manifestarse de diversas maneras y varían de una persona a otra. Uno de los signos más comunes es la aparición de un bulto en el seno o en la axila, que puede ser detectado a través del autoexamen o durante un examen físico por un médico. Estos bultos suelen ser duros, indoloros y con bordes irregulares, aunque algunos pueden ser suaves y dolorosos.

Otros síntomas incluyen cambios en el tamaño o la forma del seno, que pueden notarse como una asimetría inusual o una hinchazón en una parte del seno. La secreción del pezón es otro signo potencial, especialmente si es sanguinolenta o aparece sin una causa aparente.

Además, los cambios en la piel del seno, como enrojecimiento, engrosamiento o una textura similar a la piel de naranja (conocida como *peau d'orange*), pueden ser indicativos de cáncer de mama inflamatorio, una forma más agresiva de la enfermedad.

Es importante que cualquier cambio o síntoma inusual en los senos sea evaluado por un profesional de la salud. La detección temprana es clave para un tratamiento exitoso del cáncer de mama, por lo que prestar atención a estos síntomas puede marcar una diferencia significativa en el pronóstico.

Es importante destacar que en sus etapas iniciales, el cáncer de mama puede no presentar síntomas, por lo que las mamografías regulares son cruciales para la detección temprana.

Diagnóstico del Cáncer

El diagnóstico del cáncer de mama se lleva a cabo mediante un enfoque multifacético que combina varias pruebas y exámenes para obtener una evaluación precisa.

El proceso suele comenzar con un examen físico, donde un médico palpa los senos y las axilas en busca de bultos o anomalías que puedan ser indicativas de cáncer.

La mamografía es una herramienta clave en la detección temprana del cáncer de mama. Esta prueba de imagen utiliza rayos X de baja dosis para visualizar el tejido mamario y detectar cualquier masa anormal o cambios en la estructura del seno, incluso antes de que se sientan físicamente.

Si se detecta una anomalía en la mamografía, se suele realizar una ecografía para obtener una imagen más detallada del área afectada. La ecografía utiliza ondas sonoras para diferenciar entre masas sólidas (posibles tumores) y quistes llenos de líquido, ayudando a precisar la naturaleza de la anomalía.

En los casos en que las pruebas de imagen sugieren la presencia de células cancerosas, se realiza una biopsia. Durante una biopsia, se extrae una pequeña muestra de tejido del área sospechosa para su análisis microscópico.

Esta prueba es esencial para confirmar el diagnóstico de cáncer, determinar el tipo de células involucradas y planificar el tratamiento más adecuado.

Tratamiento del Cáncer

El tratamiento del cáncer de mama es personalizado y depende de varios factores clave, como el tipo de cáncer, su etapa de desarrollo, su agresividad y la salud general de la paciente. Estas consideraciones permiten a los médicos diseñar un plan de tratamiento que maximice las posibilidades de eliminar el cáncer y minimizar el riesgo de recurrencia.

Una de las opciones de tratamiento más comunes para el cáncer de mama es la cirugía, que puede realizarse de dos formas principales: mastectomía o lumpectomía. La mastectomía implica la extirpación completa del seno afectado y a veces incluye la eliminación de tejidos circundantes como los ganglios linfáticos, dependiendo de la diseminación del cáncer.

Esta opción puede ser preferida si el tumor es grande, si hay múltiples tumores en el seno, o si la paciente prefiere reducir al máximo el riesgo de recurrencia.

La lumpectomía, por otro lado, es una cirugía conservadora que consiste en la extirpación del tumor junto con una pequeña porción del tejido mamario circundante. Este procedimiento se elige a menudo cuando el cáncer es detectado en una etapa temprana y el tumor es relativamente pequeño. La lumpectomía suele ir seguida de radioterapia para destruir cualquier célula cancerosa remanente y reducir el riesgo de recurrencia en el seno conservado.

La decisión entre una mastectomía y una lumpectomía depende de varios factores, incluyendo el tamaño y ubicación del tumor, la etapa del cáncer, y las preferencias personales de la paciente. En ambos casos, el objetivo es eliminar el cáncer del seno mientras se consideran las mejores opciones para la salud y el bienestar a largo plazo de la paciente.

La radioterapia es un tratamiento que se utiliza con frecuencia después de la cirugía para el cáncer de mama con el objetivo de destruir las células cancerosas que puedan haber quedado en la zona operada.
Este enfoque es especialmente importante para reducir el riesgo de recurrencia del cáncer en el área tratada, asegurando que cualquier célula residual sea eliminada.

La radioterapia es típicamente recomendada después de una lumpectomía para conservar el seno, pero también puede ser utilizada después de una mastectomía en ciertos casos, especialmente si el cáncer tenía características de alto riesgo.

Por otro lado, la quimioterapia es un enfoque que se utiliza para tratar cánceres de mama más avanzados o agresivos. Puede administrarse antes de la cirugía, en un enfoque conocido como quimioterapia neoadyuvante, con el objetivo de reducir el tamaño del tumor y hacer que la cirugía sea más efectiva o menos invasiva.

También se puede utilizar después de la cirugía, como quimioterapia adyuvante, para atacar cualquier célula cancerosa que pudiera haberse diseminado a otras partes del cuerpo, disminuyendo así el riesgo de metástasis.

Ambos tratamientos, radioterapia y quimioterapia, juegan un papel crucial en el manejo integral del cáncer de mama, aumentando las posibilidades de supervivencia y minimizando las posibilidades de recurrencia de la enfermedad.

La terapia hormonal es efectiva en cánceres que son sensibles a las hormonas, y trabaja bloqueando los efectos de los estrógenos en las células cancerosas. En algunos casos, se utilizan terapias dirigidas o inmunoterapia para atacar características específicas de las células cancerosas o para estimular el sistema inmunológico a combatir el cáncer.

El objetivo final del tratamiento es eliminar el cáncer, reducir la posibilidad de recurrencia y prolongar la supervivencia, al mismo tiempo que se mantiene la mejor calidad de vida posible para la paciente.

Prevención y Vigilancia

La detección temprana del cáncer de mama es crucial para mejorar las posibilidades de tratamiento exitoso y aumentar las tasas de supervivencia. Las mamografías regulares son una herramienta esencial en este proceso, ya que pueden detectar cambios en el tejido mamario incluso antes de que se presenten síntomas evidentes.

Al identificar el cáncer en sus primeras etapas, se permite un tratamiento más eficaz y menos invasivo.

Además de las mamografías, el autoexamen de los senos es una práctica que puede ayudar a las mujeres a familiarizarse con la apariencia y la sensación normales de sus senos, lo que facilita la identificación de cualquier cambio o anomalía.

Conocer los factores de riesgo personales, como la historia familiar de cáncer de mama, el uso de terapia hormonal, o los antecedentes reproductivos, también es vital para que las mujeres tomen decisiones informadas sobre su salud y participen activamente en su detección precoz.

Mantener un estilo de vida saludable también juega un papel importante en la reducción del riesgo de cáncer de mama. Una dieta balanceada, rica en frutas, verduras y granos enteros, junto con el ejercicio regular, puede ayudar a mantener un peso saludable y a reducir la exposición a hormonas y otros factores que podrían contribuir al desarrollo del cáncer.

Estos hábitos no solo mejoran la salud general, sino que también actúan como una barrera preventiva contra el cáncer de mama.

El cáncer de mama y los avances médicos

El cáncer de mama es una enfermedad que afecta a millones de mujeres en todo el mundo y, aunque es grave, los avances médicos han transformado significativamente su manejo y tratamiento.

Gracias a los progresos en la detección temprana, como las mamografías regulares y las mejoras en las técnicas de imagen, es posible identificar el cáncer de mama en sus etapas iniciales, cuando es más tratable. La detección precoz ha sido clave para aumentar las tasas de supervivencia, ya que permite intervenir antes de que el cáncer se disemine.

Además, los avances en el tratamiento han mejorado notablemente las perspectivas para las pacientes con cáncer de mama. Las opciones de tratamiento se han diversificado y personalizado, incluyendo la cirugía conservadora de mama, tratamientos de radioterapia más precisos, y la quimioterapia adyuvante, que ha demostrado ser efectiva para reducir la recurrencia del cáncer.

También han surgido nuevas terapias dirigidas y la inmunoterapia, que atacan específicamente las células cancerosas, minimizando el daño a las células sanas.

Estos avances no solo han incrementado las tasas de supervivencia, sino que también han mejorado la calidad de vida de las pacientes.

Las mujeres diagnosticadas con cáncer de mama hoy en día tienen más opciones y mejores resultados que nunca, lo que refleja el impacto positivo de la investigación continua y la innovación en el tratamiento del cáncer.

La Importancia de la Quimioterapia Adyuvante en el Cáncer de Mama

La quimioterapia adyuvante es una herramienta poderosa en la lucha contra el cáncer de mama, ofreciendo una capa adicional de protección para asegurar la erradicación completa de las células cancerosas y mejorar las perspectivas de curación a largo plazo.

Después de la cirugía, aunque se haya eliminado el tumor principal, pueden quedar células cancerosas microscópicas que no son detectables mediante pruebas de imagen. Estas células residuales pueden migrar y formar nuevos tumores, lo que incrementa el riesgo de recurrencia del cáncer.

La quimioterapia adyuvante actúa de manera sistémica, viajando a través del torrente sanguíneo para alcanzar y destruir estas células cancerosas remanentes en cualquier parte del cuerpo. Al hacerlo, reduce significativamente la probabilidad de que el cáncer vuelva a aparecer, proporcionando una mayor tranquilidad y una mejor calidad de vida a los pacientes.

Este tratamiento es particularmente beneficioso en pacientes con factores de alto riesgo, como ganglios linfáticos afectados, tumores grandes, o cánceres con características biológicas agresivas, como los HER2 positivos o triple negativos.

Al atacar las células cancerosas de manera integral, la quimioterapia adyuvante no solo mejora las tasas de supervivencia a largo plazo, sino que también aumenta la efectividad de otros tratamientos, como la radioterapia y las terapias hormonales.

La quimioterapia adyuvante actúa de manera sistémica

Lo que significa que circula por todo el cuerpo para atacar las células cancerosas que puedan haberse diseminado a otros tejidos u órganos después de la cirugía.

Esta capacidad de atacar el cáncer a nivel global es crucial, ya que incluso si el tumor principal ha sido extirpado, es posible que células cancerosas microscópicas hayan viajado a otras partes del cuerpo. La quimioterapia adyuvante se encarga de destruir estas células antes de que puedan crecer y formar nuevos tumores.

Al eliminar estas células residuales, la quimioterapia adyuvante proporciona una defensa adicional contra la recurrencia del cáncer. Este enfoque no solo mejora las tasas de supervivencia a largo plazo, sino que también ofrece a los pacientes una mayor tranquilidad y calidad de vida.

Saber que se están tomando medidas adicionales para prevenir el retorno del cáncer puede aliviar la ansiedad que muchos pacientes sienten después del tratamiento inicial.

Además, al reducir el riesgo de recurrencia, la quimioterapia adyuvante contribuye a que los pacientes puedan enfocarse en su recuperación y en retomar sus actividades cotidianas, con una mayor confianza en su pronóstico de salud a largo plazo.

Este enfoque integral refuerza la eficacia del tratamiento oncológico y apoya la salud mental y emocional de los pacientes.

Hablemos ahora sobre el Cáncer de colon

El cáncer de colon es otro tipo de cáncer en el que la quimioterapia adyuvante desempeña un papel fundamental. Después de la cirugía para extirpar el tumor principal, la quimioterapia adyuvante se utiliza para atacar las células cancerosas que puedan haber quedado en el cuerpo, incluso aquellas que no son visibles en pruebas de imagen.

Este tratamiento es especialmente importante en casos donde el cáncer de colon ha comenzado a invadir capas más profundas del colon o se ha diseminado a los ganglios linfáticos.

La quimioterapia adyuvante en el cáncer de colon ayuda a reducir el riesgo de recurrencia al destruir las células cancerosas restantes, mejorando así las perspectivas de recuperación y supervivencia a largo plazo. Este enfoque aumenta la probabilidad de que el paciente permanezca libre de cáncer después del tratamiento inicial, lo que es crucial para la recuperación a largo plazo.

Además, al reducir el riesgo de que el cáncer regrese, la quimioterapia adyuvante también contribuye a la tranquilidad del paciente. Saber que se están tomando medidas adicionales para prevenir la recurrencia del cáncer permite a los pacientes concentrarse en su recuperación y en la calidad de vida después del tratamiento.

Así que, la quimioterapia adyuvante es un componente clave en el tratamiento del cáncer de colon, mejorando significativamente los resultados a largo plazo.

Beneficios de la Quimioterapia Adyuvante en el Cáncer de Colon

La quimioterapia adyuvante es una estrategia fundamental en el tratamiento del cáncer de colon, especialmente en etapas avanzadas o cuando el cáncer se ha diseminado a los ganglios linfáticos. Administrada después de la cirugía, esta terapia tiene como objetivo eliminar cualquier célula cancerosa que pueda haber quedado en el cuerpo, disminuyendo el riesgo de recurrencia.

En los casos donde el cáncer de colon ha avanzado a una etapa en la que ha afectado los ganglios linfáticos, la probabilidad de que algunas células cancerosas se hayan diseminado es mayor. La quimioterapia adyuvante se encarga de atacar estas células en cualquier parte del cuerpo, proporcionando una defensa adicional contra el retorno del cáncer.

Este enfoque terapéutico no solo mejora las perspectivas de recuperación a corto plazo, sino que también contribuye significativamente a la supervivencia a largo plazo. Al reducir el riesgo de que el cáncer vuelva a aparecer, la quimioterapia adyuvante permite a los pacientes continuar con sus vidas con una mayor confianza en su salud futura.

Además, este tratamiento brinda la tranquilidad de saber que se han tomado todas las medidas posibles para combatir el cáncer de manera integral, lo que es crucial para el bienestar emocional de los pacientes durante su recuperación.

Reducción del Riesgo de Recurrencia

Uno de los principales beneficios de la quimioterapia adyuvante en el cáncer de colon es su capacidad para reducir el riesgo de recurrencia. Aunque la cirugía es efectiva para eliminar el tumor primario, siempre existe la posibilidad de que queden células cancerosas microscópicas en el cuerpo, que no son visibles en las pruebas de imagen.

Estas células residuales pueden viajar a través del torrente sanguíneo o el sistema linfático y establecerse en otros órganos, lo que podría conducir a la formación de nuevos tumores en el futuro.

La quimioterapia adyuvante actúa como una medida preventiva, destruyendo estas células remanentes antes de que tengan la oportunidad de crecer y proliferar. Este tratamiento es especialmente crucial en los casos donde el cáncer ha alcanzado los ganglios linfáticos, ya que la diseminación a través del sistema linfático aumenta el riesgo de que el cáncer regrese.

Al reducir este riesgo, la quimioterapia adyuvante no solo mejora las tasas de supervivencia a largo plazo, sino que también proporciona a los pacientes una mayor tranquilidad. Saber que se ha tomado un paso adicional para combatir cualquier célula cancerosa que pudiera quedar en el cuerpo permite a los pacientes enfocarse en su recuperación y en la calidad de vida posterior al tratamiento, con una menor preocupación por la posible recurrencia del cáncer.

La quimioterapia adyuvante se administra para destruir estas células residuales, minimizando así la posibilidad de que el cáncer vuelva a aparecer. Estudios han demostrado que este enfoque puede reducir la tasa de recurrencia del cáncer de colon, especialmente en pacientes con ganglios linfáticos positivos.

Mejora de las Tasas de Supervivencia

La administración de quimioterapia adyuvante en pacientes con cáncer de colon ha demostrado ser efectiva para mejorar las tasas de supervivencia global y libre de enfermedad. Este tratamiento, administrado después de la cirugía, tiene como objetivo eliminar cualquier célula cancerosa que pueda haber quedado en el cuerpo.

Estas células residuales, aunque no visibles en las pruebas, pueden representar un riesgo significativo de recurrencia del cáncer.

Al destruir estas células remanentes, la quimioterapia adyuvante reduce significativamente la posibilidad de que el cáncer regrese, lo que a su vez prolonga la vida de los pacientes.

La mejora en las tasas de supervivencia no solo se refleja en la cantidad de años adicionales que los pacientes pueden vivir, sino también en la calidad de esos años. Saber que se ha tomado un paso adicional para minimizar el riesgo de recurrencia proporciona una sensación de seguridad y tranquilidad, lo que es crucial para el bienestar emocional de los pacientes.

Además, al reducir la ansiedad relacionada con la posible vuelta del cáncer, la quimioterapia adyuvante permite a los pacientes enfocarse en su recuperación y disfrutar de una vida más plena y libre de enfermedad.

En conjunto, este tratamiento ofrece una combinación valiosa de beneficios que impactan positivamente tanto en la longevidad como en la calidad de vida de quienes lo reciben.

Tratamiento Sistémico

La quimioterapia adyuvante es un tratamiento sistémico que circula por todo el cuerpo a través del torrente sanguíneo, alcanzando y atacando células cancerosas en cualquier parte donde puedan estar presentes. Este enfoque integral es especialmente crucial para combatir las micrometástasis, que son pequeñas diseminaciones del cáncer que no pueden ser detectadas mediante las técnicas de imagen convencionales.

Estas micrometástasis representan un riesgo significativo, ya que, aunque no visibles, pueden crecer y formar nuevos tumores en el futuro. La quimioterapia adyuvante interviene al tratar todo el cuerpo, no solo el área donde estaba el tumor primario, asegurándose de que cualquier célula cancerosa remanente sea eliminada.

Al actuar de manera sistémica, la quimioterapia adyuvante ofrece una capa adicional de seguridad y protección contra la diseminación del cáncer. Este tratamiento reduce el riesgo de recurrencia al abordar el cáncer de manera más amplia, no limitándose a un área específica.

Esto es especialmente importante en cánceres que tienen un alto riesgo de diseminarse, como el cáncer de colon, donde la eliminación completa de todas las células cancerosas es vital para mejorar las tasas de supervivencia y asegurar una mejor calidad de vida a largo plazo para los pacientes.

Beneficios de la Quimioterapia Adyuvante en Pacientes de Alto Riesgo con Cáncer de Colon

Los pacientes con cáncer de colon que presentan factores de alto riesgo, como la invasión de ganglios linfáticos o tumores de gran tamaño, pueden beneficiarse especialmente de la quimioterapia adyuvante. Estos factores aumentan significativamente la probabilidad de que el cáncer se disemine o recurra, lo que hace crucial un tratamiento adicional después de la cirugía para asegurar una mayor probabilidad de curación.

Invasión de Ganglios Linfáticos

La presencia de células cancerosas en los ganglios linfáticos cercanos al tumor primario indica que el cáncer tiene una mayor capacidad para diseminarse a otras partes del cuerpo. La quimioterapia adyuvante se administra para destruir cualquier célula cancerosa remanente en el sistema linfático y el torrente sanguíneo, reduciendo así el riesgo de metástasis y recurrencia del cáncer.

Al atacar estas células de manera sistémica, la quimioterapia adyuvante ofrece una capa adicional de protección que es esencial para los pacientes con afectación de los ganglios linfáticos.

Tumores de Gran Tamaño

Los tumores de gran tamaño tienen una mayor probabilidad de haber liberado células cancerosas en el cuerpo, incluso si no se detectan inmediatamente. La quimioterapia adyuvante ayuda a eliminar estas células cancerosas residuales, disminuyendo la posibilidad de que formen nuevos tumores. Este tratamiento adicional es fundamental para los pacientes con tumores grandes, ya que proporciona una defensa robusta contra la propagación del cáncer.

Esperanza de Curación Más Sólida

La quimioterapia adyuvante ofrece una esperanza de curación más sólida para los pacientes con factores de alto riesgo, como aquellos cuyo cáncer tiene una mayor probabilidad de diseminación o recurrencia.

Este tratamiento va más allá de la eliminación del tumor principal; se enfoca en erradicar cualquier célula cancerosa residual que pueda haber quedado en el cuerpo después de la cirugía. Al abordar de manera proactiva estas células restantes, la quimioterapia adyuvante juega un papel crucial en la prevención de la formación de nuevos tumores.

Este enfoque integral no solo reduce significativamente la probabilidad de que el cáncer regrese o se disemine, sino que también mejora las tasas de supervivencia a largo plazo. Los pacientes que reciben quimioterapia adyuvante tienen una mayor posibilidad de permanecer libres de cáncer, lo que incrementa su esperanza de curación.

Además, al reducir el riesgo de recurrencia, este tratamiento proporciona una mayor tranquilidad tanto para los pacientes como para sus familias. Saber que se están tomando medidas adicionales para combatir el cáncer brinda una sensación de seguridad y optimismo, permitiendo a los pacientes enfocarse en su recuperación y en disfrutar de una mejor calidad de vida tras el tratamiento.

La quimioterapia adyuvante es una herramienta poderosa en el tratamiento del cáncer de colon, proporcionando una reducción significativa del riesgo de recurrencia y una mejora en las tasas de supervivencia.

Al actuar de manera sistémica y ofrecer beneficios particulares a pacientes de alto riesgo, este enfoque integral mejora las perspectivas de recuperación y proporciona una mayor tranquilidad y calidad de vida a largo plazo para los pacientes.

Cáncer de Pulmón

El cáncer de pulmón es una de las formas más agresivas de cáncer, y su tratamiento a menudo requiere un enfoque multifacético. La quimioterapia adyuvante se utiliza después de la cirugía para eliminar cualquier célula cancerosa que pueda haber quedado en el cuerpo, mejorando las perspectivas de recuperación y supervivencia a largo plazo.

En el tratamiento del cáncer de pulmón, la cirugía es generalmente el primer paso para extirpar el tumor principal. Sin embargo, dado que el cáncer de pulmón tiene un alto riesgo de diseminación, la quimioterapia adyuvante es crucial para atacar cualquier célula cancerosa residual.

Este enfoque sistémico permite que los medicamentos viajen por todo el cuerpo, destruyendo las células que no son detectables mediante pruebas de imagen, pero que podrían causar una recurrencia del cáncer si no se tratan.

La quimioterapia adyuvante en el cáncer de pulmón puede mejorar significativamente las tasas de supervivencia, especialmente en pacientes con tumores que han invadido los ganglios linfáticos o que tienen características de alto riesgo.

Al reducir el riesgo de que el cáncer reaparezca, este tratamiento no solo prolonga la vida del paciente, sino que también ofrece una mayor tranquilidad, permitiendo a los pacientes y sus familias enfrentar el futuro con más confianza y esperanza.

Uso de la Quimioterapia Adyuvante en el Tratamiento del Cáncer de Pulmón

La quimioterapia adyuvante es una estrategia de tratamiento clave que se utiliza después de la cirugía con el objetivo de eliminar cualquier célula cancerosa residual que pueda quedar en el cuerpo. Este enfoque es particularmente relevante en el tratamiento del cáncer de pulmón, especialmente en etapas tempranas o localmente avanzadas.

En estos casos, aunque la cirugía pueda remover el tumor principal, existe el riesgo de que queden células cancerosas microscópicas que no son detectables mediante los métodos de imagen convencionales. Estas células, si no se tratan, pueden crecer y provocar una recurrencia del cáncer.

La quimioterapia adyuvante se administra para atacar estas células remanentes, reduciendo significativamente el riesgo de que el cáncer vuelva a aparecer.

Este enfoque no solo mejora las perspectivas de recuperación, sino que también, aumenta las tasas de supervivencia a largo plazo. Al prevenir la diseminación del cáncer y minimizar la posibilidad de recurrencia, la quimioterapia adyuvante ofrece a los pacientes una mayor oportunidad de mantener una vida libre de cáncer tras el tratamiento inicial.

Además, brinda una mayor tranquilidad tanto para los pacientes como para sus familias, sabiendo que se están tomando medidas adicionales para asegurar una recuperación completa y sostenible.

Reducción del Riesgo de Recurrencia

La reducción del riesgo de recurrencia es un objetivo crucial en el tratamiento del cáncer de pulmón, ya que incluso después de una cirugía exitosa para remover el tumor principal, pueden quedar células cancerosas microscópicas en el cuerpo.

Estas células no son detectables con técnicas de imagen convencionales, pero tienen el potencial de crecer y formar nuevos tumores si no se tratan adecuadamente.

Para abordar este riesgo, se utiliza la quimioterapia adyuvante, que es un tratamiento administrado después de la cirugía. La quimioterapia viaja a través del torrente sanguíneo y tiene la capacidad de atacar y destruir estas células residuales en cualquier parte del cuerpo, reduciendo significativamente la posibilidad de que el cáncer reaparezca.

Al eliminar estas células ocultas, la quimioterapia adyuvante juega un papel fundamental en mejorar las tasas de supervivencia a largo plazo para los pacientes con cáncer de pulmón.

Este enfoque no solo ofrece una mayor seguridad en la lucha contra el cáncer, sino que también proporciona a los pacientes una mayor tranquilidad, sabiendo que se han tomado todas las precauciones posibles para prevenir una recaída.

En última instancia, la quimioterapia adyuvante es una herramienta poderosa para asegurar una recuperación más completa y reducir el riesgo de recurrencia del cáncer de pulmón.

La quimioterapia adyuvante se administra para atacar estas células residuales, reduciendo así la posibilidad de que el cáncer vuelva a aparecer. Esto es crucial para mejorar las tasas de supervivencia a largo plazo, ya que la recurrencia del cáncer de pulmón puede ser agresiva y difícil de tratar.

Mejora de las Tasas de Supervivencia

Los estudios han demostrado que la quimioterapia adyuvante puede mejorar las tasas de supervivencia global en pacientes con cáncer de pulmón no microcítico en etapas tempranas.

Al eliminar las células cancerosas remanentes, este tratamiento no solo prolonga la vida de los pacientes, sino que también mejora la calidad de vida al reducir el riesgo de recurrencia. Esta mejora en las tasas de supervivencia es particularmente notable en pacientes con características de alto riesgo, como aquellos con tumores grandes o con afectación de los ganglios linfáticos.

Tratamiento Sistémico

La quimioterapia adyuvante actúa de manera sistémica, viajando a través del torrente sanguíneo para atacar células cancerosas en cualquier parte del cuerpo. Este enfoque integral es esencial para combatir micrometástasis, que son pequeñas diseminaciones del cáncer que no son detectables con las técnicas de imagen habituales. Al tratar todo el cuerpo, la quimioterapia adyuvante ofrece una capa adicional de seguridad y protección contra la diseminación del cáncer.

Beneficios en Pacientes de Alto Riesgo

Los pacientes con cáncer de pulmón que presentan factores de alto riesgo, como la invasión de ganglios linfáticos o tumores grandes, tienen un mayor riesgo de recurrencia o diseminación del cáncer, incluso después de una cirugía exitosa.

Para estos pacientes, la quimioterapia adyuvante es especialmente beneficiosa, ya que ofrece una estrategia adicional para combatir cualquier célula cancerosa que pueda haber quedado en el cuerpo.

Este tratamiento es fundamental para reducir la probabilidad de que el cáncer se disemine o regrese, lo que es crucial en casos donde el cáncer ya ha mostrado signos de ser más agresivo. La quimioterapia adyuvante, al atacar estas células residuales, fortalece las defensas del cuerpo contra la recurrencia del cáncer, mejorando significativamente las perspectivas de recuperación y supervivencia a largo plazo.

Al ofrecer una capa adicional de tratamiento, la quimioterapia adyuvante no solo mejora las tasas de curación, sino que también proporciona una esperanza de curación más sólida.

Para los pacientes y sus familias, esto significa no solo una mayor posibilidad de superar la enfermedad, sino también la tranquilidad de saber que se están tomando todas las medidas posibles para asegurar una recuperación completa y prevenir la diseminación futura del cáncer.

Beneficios de la Quimioterapia Adyuvante en Pacientes de Alto Riesgo con Cáncer de Pulmón

Los pacientes con cáncer de pulmón que presentan factores de alto riesgo, como la invasión de ganglios linfáticos o tumores grandes, pueden beneficiarse significativamente de la quimioterapia adyuvante. Estos factores aumentan la probabilidad de que el cáncer se disemine o recurra, lo que hace crucial un tratamiento adicional después de la cirugía para asegurar una mayor probabilidad de curación.

Invasión de Ganglios Linfáticos

Cuando el cáncer de pulmón se disemina a los ganglios linfáticos cercanos, es una señal de que el cáncer tiene una mayor capacidad para extenderse a otras partes del cuerpo.

Los ganglios linfáticos actúan como filtros en el sistema linfático, y su afectación sugiere que las células cancerosas pueden estar utilizando este sistema para migrar a otras áreas.

Esta diseminación aumenta el riesgo de metástasis, donde el cáncer podría establecerse en órganos distantes, complicando el tratamiento y reduciendo las posibilidades de curación.

En esta situación, la quimioterapia adyuvante se convierte en una herramienta esencial. Este tratamiento se administra después de la cirugía para atacar y destruir cualquier célula cancerosa que haya podido migrar a través del sistema linfático.

Al tratar de manera sistémica, la quimioterapia adyuvante reduce significativamente el riesgo de que el cáncer regrese o se disemine a otras partes del cuerpo.

Al eliminar estas células cancerosas residuales, la quimioterapia adyuvante no solo disminuye la probabilidad de recurrencia, sino que también ofrece una mayor protección contra la metástasis.

Esto resulta en una mejora considerable en las perspectivas de supervivencia a largo plazo para los pacientes, proporcionando un enfoque más completo y efectivo en la lucha contra el cáncer de pulmón.

Este enfoque sistémico es esencial para proporcionar una capa adicional de protección.

Tumores Grandes

Los tumores grandes presentan un mayor riesgo de liberar células cancerosas en el cuerpo, lo que aumenta la probabilidad de que estas células migren a otros tejidos y órganos. Aunque estas células cancerosas residuales pueden no ser detectables de inmediato a través de técnicas de imagen, su presencia implica un riesgo significativo de recurrencia o propagación del cáncer en el futuro.

La quimioterapia adyuvante se utiliza como una estrategia crucial para abordar este riesgo. Después de la extirpación quirúrgica del tumor principal, la quimioterapia adyuvante circula por el cuerpo, atacando y destruyendo cualquier célula cancerosa remanente. Al eliminar estas células, se reduce drásticamente la posibilidad de que formen nuevos tumores en el futuro.

Este tratamiento es especialmente importante para los pacientes con tumores grandes, ya que el tamaño del tumor aumenta la probabilidad de que el cáncer haya comenzado a diseminarse antes de la cirugía. Al proporcionar una defensa robusta contra la propagación del cáncer, la quimioterapia adyuvante mejora las perspectivas de recuperación y supervivencia a largo plazo.

Para estos pacientes, este enfoque integral es fundamental para minimizar el riesgo de recurrencia y asegurar una protección más completa contra el cáncer.

Importancia de la Quimioterapia Adyuvante en Tumores Grandes

Los tumores grandes presentan un mayor riesgo de liberar células cancerosas en el cuerpo, incluso si no se detectan inmediatamente mediante técnicas de imagen convencionales. Este riesgo incrementado se debe a la mayor masa del tumor, que aumenta la probabilidad de que las células cancerosas se desprendan y se diseminen a otras partes del cuerpo.

Eliminación de Células Cancerosas Residuales

La quimioterapia adyuvante es un componente esencial en el tratamiento del cáncer, especialmente después de la cirugía. Su objetivo principal es eliminar cualquier célula cancerosa residual que pueda haber quedado en el cuerpo tras la extirpación del tumor principal.

Aunque la cirugía es efectiva para remover el tumor visible, siempre existe el riesgo de que algunas células cancerosas microscópicas hayan escapado al procedimiento y permanezcan en el cuerpo, diseminándose potencialmente a otras áreas.

La quimioterapia adyuvante es administrada como un tratamiento sistémico, lo que significa que los medicamentos viajan a través del torrente sanguíneo, alcanzando células cancerosas en cualquier parte del cuerpo.

Este enfoque es particularmente efectivo para atacar y destruir estas células remanentes, minimizando así el riesgo de que el cáncer reaparezca o se propague a otros órganos. Al reducir esta posibilidad, la quimioterapia adyuvante no solo prolonga la supervivencia, sino que también mejora la calidad de vida de los pacientes al disminuir la preocupación por la recurrencia del cáncer.

En resumen, la quimioterapia adyuvante actúa como una defensa adicional en el tratamiento del cáncer, asegurando que se eliminen las células cancerosas que podrían haberse diseminado desde el tumor primario, proporcionando una mayor seguridad en la recuperación del paciente.

Prevención de Nuevos Tumores

La quimioterapia adyuvante desempeña un papel crucial en el tratamiento del cáncer al eliminar las células cancerosas residuales que pueden quedar en el cuerpo después de la cirugía. Estas células, aunque no sean detectables a través de pruebas de imagen, tienen el potencial de migrar y establecerse en diferentes partes del cuerpo, formando nuevos tumores.

Al atacar estas células remanentes, la quimioterapia adyuvante reduce significativamente la probabilidad de que el cáncer se propague o reaparezca en otras áreas. Este proceso es esencial para prevenir la recurrencia del cáncer, ya que incluso una pequeña cantidad de células cancerosas puede ser suficiente para iniciar el crecimiento de nuevos tumores.

Además de mejorar las tasas de supervivencia a corto plazo, este enfoque integral también mejora las perspectivas de curación a largo plazo.

Al minimizar el riesgo de metástasis y la formación de nuevos tumores, la quimioterapia adyuvante proporciona una defensa sólida y proactiva contra el retorno del cáncer, lo que permite a los pacientes mantener una mejor calidad de vida y reducir la ansiedad asociada con la posibilidad de que la enfermedad vuelva a aparecer.

Este tratamiento es una herramienta esencial en la lucha contra el cáncer, ofreciendo una capa adicional de protección y aumentando las posibilidades de una recuperación duradera.

Defensa Robusta contra la Propagación del Cáncer

Para los pacientes con tumores grandes, la quimioterapia adyuvante proporciona una defensa robusta contra la propagación del cáncer. Al actuar de manera integral, este tratamiento no solo combate las células cancerosas detectadas, sino también aquellas que podrían haber migrado a otros tejidos y órganos. Esta estrategia proactiva es vital para asegurar que el cáncer no resurja y que las tasas de supervivencia mejoren.

Mejora de las Perspectivas de Curación

Para los pacientes con factores de alto riesgo, la quimioterapia adyuvante no solo reduce la probabilidad de diseminación o recurrencia del cáncer, sino que también ofrece una esperanza de curación más sólida.

Al abordar de manera proactiva las posibles células cancerosas restantes, este tratamiento mejora significativamente las tasas de supervivencia a largo plazo y proporciona una mayor tranquilidad a los pacientes y sus familias.

La quimioterapia adyuvante es una herramienta poderosa en el tratamiento del cáncer de pulmón, proporcionando una reducción significativa del riesgo de recurrencia y una mejora en las tasas de supervivencia.

Al actuar de manera sistémica y ofrecer beneficios particulares a pacientes de alto riesgo, este enfoque integral mejora las perspectivas de recuperación y proporciona una mayor tranquilidad y calidad de vida a largo plazo para los pacientes.

Cáncer de Ovario

El cáncer de ovario es un tipo de cáncer que comienza en los ovarios, los órganos reproductores femeninos responsables de producir óvulos y hormonas como el estrógeno y la progesterona.

Existen varios tipos de cáncer de ovario, pero el más común es el carcinoma epitelial, que se origina en las células que recubren la superficie externa de los ovarios. Este tipo de cáncer a menudo se detecta en etapas avanzadas debido a la falta de síntomas tempranos específicos y efectivos métodos de detección.

A continuación, exploramos cómo la quimioterapia adyuvante se utiliza en el tratamiento del cáncer de ovario y cómo este enfoque puede mejorar las perspectivas de recuperación y supervivencia a largo plazo para las pacientes. Y sobre los posibles efectos secundarios y su tratamiento.

La quimioterapia adyuvante se utiliza después de la cirugía en el tratamiento del cáncer de ovario para eliminar cualquier célula cancerosa residual que pueda quedar en el cuerpo.

Aunque la cirugía extirpa el tumor visible, es posible que queden células cancerosas microscópicas que no son detectables. La quimioterapia adyuvante actúa de manera sistémica, viajando a través del torrente sanguíneo para atacar estas células remanentes.

Estrategias de Tratamiento

El tratamiento del cáncer de ovario generalmente implica un enfoque combinado que incluye cirugía, quimioterapia y, en algunos casos, radioterapia o terapia dirigida. La elección del plan de tratamiento específico se basa en varios factores clave, como el tipo y la etapa del cáncer, la salud general de la paciente y sus preferencias personales.

La cirugía es a menudo el primer paso y tiene como objetivo extirpar el mayor tejido tumoral posible. Esto puede incluir la extirpación de uno o ambos ovarios, el útero, las trompas de Falopio y cualquier otro tejido afectado por el cáncer. Después de la cirugía, la quimioterapia se utiliza para destruir las células cancerosas restantes que no pudieron ser removidas quirúrgicamente, ayudando a reducir el riesgo de recurrencia.

En algunos casos, se puede utilizar radioterapia, especialmente si el cáncer está localizado y no se ha diseminado ampliamente. La terapia dirigida es otra opción, especialmente en cánceres que presentan mutaciones genéticas específicas o en aquellos que no responden bien a los tratamientos tradicionales.

El objetivo de este enfoque multifacético es maximizar la efectividad del tratamiento, mejorar las tasas de supervivencia y minimizar la recurrencia del cáncer, todo mientras se tiene en cuenta la calidad de vida de la paciente durante y después del tratamiento.

Cirugía: La cirugía es frecuentemente el primer paso en el tratamiento del cáncer de ovario, y su principal objetivo es extirpar la mayor cantidad de tumor posible. Este procedimiento, conocido como cirugía citorreductora o debulking, busca reducir la carga tumoral, lo que puede mejorar la efectividad de los tratamientos adicionales, como la quimioterapia.

Durante la cirugía, el cirujano puede extirpar uno o ambos ovarios, dependiendo de la extensión del cáncer y si está localizado en un solo ovario o en ambos. Las trompas de Falopio y el útero también suelen ser removidos, especialmente si el cáncer se ha diseminado más allá de los ovarios.

En algunos casos, se pueden eliminar otros tejidos afectados en la cavidad abdominal, como partes del intestino, el omento (una capa de tejido graso que cubre los órganos abdominales) y los ganglios linfáticos, para asegurarse de que se ha eliminado la mayor cantidad de cáncer posible.

El éxito de la cirugía citorreductora es crucial, ya que eliminar el máximo posible de tumor aumenta la efectividad de los tratamientos posteriores y mejora las perspectivas de supervivencia a largo plazo. Este enfoque integral es fundamental para manejar el cáncer de ovario, especialmente en sus etapas más avanzadas.

Quimioterapia: Después de la cirugía para el cáncer de ovario, la quimioterapia se emplea para destruir cualquier célula cancerosa que pueda haber quedado en el cuerpo.

Este tratamiento es esencial para reducir el riesgo de recurrencia, ya que puede haber células cancerosas microscópicas que no fueron eliminadas durante la cirugía y que no son detectables mediante pruebas de imagen.

La quimioterapia para el cáncer de ovario generalmente se administra por vía intravenosa, lo que permite que los medicamentos viajen a través del torrente sanguíneo y alcancen células cancerosas en todo el cuerpo.

Otra opción es la quimioterapia intraperitoneal, en la cual los medicamentos se administran directamente en la cavidad abdominal. Este método permite que altas concentraciones de quimioterapia entren en contacto directo con las células cancerosas en el área donde el cáncer es más probable que se disemine.

Ambas formas de administración tienen sus beneficios y posibles efectos secundarios, y la elección entre ellas depende de varios factores, incluyendo la extensión del cáncer, la respuesta esperada al tratamiento y la salud general de la paciente.

El objetivo de la quimioterapia es maximizar las posibilidades de curación al atacar y eliminar cualquier célula cancerosa residual, mejorando así las tasas de supervivencia y proporcionando a las pacientes una mayor tranquilidad en su lucha contra el cáncer.

Terapia Dirigida: La terapia dirigida es una estrategia avanzada en el tratamiento del cáncer de ovario que emplea medicamentos diseñados para atacar específicamente las células cancerosas, minimizando el daño a las células normales. Este enfoque se basa en las características únicas de las células cancerosas, lo que permite una intervención más precisa y eficaz.

Uno de los tipos de terapia dirigida son los inhibidores de la angiogénesis. Estos medicamentos funcionan bloqueando el crecimiento de nuevos vasos sanguíneos que los tumores necesitan para recibir nutrientes y oxígeno.

Sin un suministro adecuado de sangre, el crecimiento del tumor se ralentiza o se detiene. Bevacizumab es un ejemplo de inhibidor de la angiogénesis que se utiliza en el tratamiento del cáncer de ovario.

Otro tipo de terapia dirigida son los inhibidores de PARP (poli ADP ribosa polimerasa). Estas enzimas son cruciales para la reparación del ADN en las células. Los inhibidores de PARP, como olaparib, se dirigen a células cancerosas con mutaciones en los genes BRCA1 o BRCA2, que ya tienen dificultades para reparar su ADN. Al inhibir PARP, las células cancerosas acumulen daños en su ADN, lo que finalmente lleva a su muerte.

La terapia dirigida ofrece una opción de tratamiento efectiva y con menos efectos secundarios en comparación con la quimioterapia tradicional. Al centrarse en las vulnerabilidades específicas de las células cancerosas, estas terapias mejoran las perspectivas de tratamiento y la calidad de vida de las pacientes con cáncer de ovario.

Radioterapia: La radioterapia, aunque no es el tratamiento principal para el cáncer de ovario, puede desempeñar un papel importante en el manejo de la enfermedad en ciertos casos. Este tratamiento utiliza altas dosis de radiación para destruir células cancerosas o reducir el tamaño de los tumores.

En el contexto del cáncer de ovario, la radioterapia se emplea con mayor frecuencia para aliviar síntomas específicos, como el dolor o la presión causada por tumores que no pueden ser completamente extirpados quirúrgicamente.

La radioterapia puede ser particularmente útil en etapas avanzadas del cáncer de ovario, cuando el objetivo es mejorar la calidad de vida del paciente al reducir el tamaño de los tumores que están causando molestias o interfiriendo con la función de otros órganos. También puede utilizarse en casos donde el cáncer ha recidivado en un área localizada.

Aunque la radioterapia puede ser efectiva en estos escenarios, no es comúnmente utilizada como el tratamiento principal para el cáncer de ovario porque esta enfermedad tiende a diseminarse ampliamente dentro del abdomen y la pelvis, lo que hace que un enfoque localizado como la radioterapia sea menos eficaz en comparación con tratamientos sistémicos como la quimioterapia.

Sin embargo, en los casos en los que se utiliza, la radioterapia puede proporcionar un alivio significativo de los síntomas y ayudar a controlar la progresión del cáncer.

El Papel de la Quimioterapia Adyuvante

La quimioterapia adyuvante es un componente esencial en el tratamiento del cáncer de ovario, particularmente después de la cirugía. Aunque la cirugía se enfoca en extirpar el tumor principal y cualquier tejido afectado visible, siempre existe la posibilidad de que queden células cancerosas microscópicas en el cuerpo.

Estas células residuales, aunque no detectables con técnicas de imagen convencionales, pueden representar un riesgo significativo de recurrencia del cáncer si no se tratan.

La quimioterapia adyuvante tiene como objetivo atacar y destruir estas células cancerosas invisibles, reduciendo así la probabilidad de que el cáncer regrese. Este tratamiento se administra de manera sistémica, lo que significa que los medicamentos circulan por todo el cuerpo, alcanzando células cancerosas en cualquier lugar donde puedan estar presentes.

El uso de quimioterapia adyuvante es particularmente crucial en el cáncer de ovario debido a la naturaleza de esta enfermedad, que tiende a diseminarse dentro del abdomen y la pelvis. Al eliminar las células remanentes, la quimioterapia adyuvante mejora las tasas de supervivencia y prolonga el tiempo libre de enfermedad.

Además, proporciona a las pacientes una mayor tranquilidad al saber que se están tomando todas las medidas posibles para prevenir la recurrencia del cáncer, mejorando así sus perspectivas de curación a largo plazo.

Reducción del Riesgo de Recurrencia:

La quimioterapia adyuvante es una herramienta vital en la lucha contra el cáncer, ya que juega un papel crucial en la reducción del riesgo de recurrencia.

Después de la cirugía para extirpar el tumor primario, siempre existe la posibilidad de que queden células cancerosas microscópicas en el cuerpo, que no son detectables mediante las técnicas de imagen convencionales. Estas células residuales tienen el potencial de crecer y formar nuevos tumores en otras partes del cuerpo si no se eliminan.

La quimioterapia adyuvante se administra para atacar y destruir estas células cancerosas remanentes, minimizando así la posibilidad de recurrencia del cáncer.

Al tratar de manera sistémica, este enfoque asegura que las células cancerosas sean abordadas en cualquier lugar donde puedan haberse diseminado. Esto es especialmente importante en cánceres que tienen una alta tendencia a recurrir o a propagarse a otras áreas del cuerpo.

Al reducir el riesgo de que el cáncer reaparezca, la quimioterapia adyuvante no solo mejora las tasas de supervivencia a largo plazo, sino que también proporciona una mayor tranquilidad a los pacientes.

Saber que se están tomando medidas adicionales para prevenir la formación de nuevos tumores permite a los pacientes concentrarse en su recuperación y en mantener una mejor calidad de vida tras el tratamiento inicial.

Mejora de la Supervivencia:

La quimioterapia adyuvante ha demostrado ser efectiva en mejorar las tasas de supervivencia a largo plazo en pacientes con cáncer. Este tratamiento se administra después de la cirugía y tiene como objetivo eliminar las células cancerosas que podrían haber quedado en el cuerpo, reduciendo así el riesgo de recurrencia del cáncer.

Al atacar estas células residuales, la quimioterapia adyuvante disminuye significativamente la posibilidad de que el cáncer reaparezca en el futuro. Esto es especialmente importante en tipos de cáncer que tienen una alta probabilidad de regresar o diseminarse a otras partes del cuerpo.

Al prevenir la recurrencia, las pacientes tienen una mayor probabilidad de vivir libres de cáncer durante más tiempo.

La mejora en la supervivencia a largo plazo que ofrece la quimioterapia adyuvante no solo se traduce en una vida más prolongada, sino también en una mejor calidad de vida.

Saber que el riesgo de recurrencia ha sido minimizado permite a las pacientes concentrarse en su recuperación y disfrutar de su vida cotidiana con menos ansiedad sobre la posibilidad de que el cáncer vuelva a aparecer.

La quimioterapia adyuvante es una herramienta poderosa que mejora las perspectivas de curación y aumenta las probabilidades de supervivencia a largo plazo.

Tratamiento Sistémico:

La quimioterapia adyuvante es un tratamiento sistémico que circula por todo el cuerpo, atacando las células cancerosas dondequiera que puedan estar presentes. A diferencia de tratamientos localizados, como la cirugía o la radioterapia, la quimioterapia sistémica tiene la capacidad de llegar a células cancerosas que se han diseminado más allá del sitio del tumor original.

Este enfoque es especialmente crucial en el tratamiento del cáncer de ovario, una enfermedad que tiende a propagarse dentro de la cavidad abdominal y a otros órganos.

Debido a la naturaleza del cáncer de ovario, las células cancerosas pueden desprenderse del tumor principal y migrar a otras áreas dentro del abdomen, lo que aumenta el riesgo de recurrencia y metástasis. La quimioterapia adyuvante, al actuar de manera sistémica, trata estas células dispersas, asegurando que no tengan la oportunidad de crecer y formar nuevos tumores.

Este tratamiento es fundamental para reducir la posibilidad de que el cáncer regrese, mejorando así las tasas de supervivencia a largo plazo. Al eliminar las células cancerosas en cualquier parte del cuerpo, la quimioterapia adyuvante proporciona una defensa integral contra la propagación del cáncer, ofreciendo a las pacientes una mayor oportunidad de vivir libres de enfermedad y con una mejor calidad de vida.

La quimioterapia adyuvante es una estrategia esencial para mejorar los resultados del tratamiento del cáncer de ovario, ofreciendo una capa adicional de protección contra la recurrencia del cáncer y mejorando la calidad de vida de las pacientes a largo plazo.

Eliminación de Células Cancerosas Residuales con Quimioterapia Adyuvante

Aunque la cirugía extirpa el tumor visible, es posible que queden células cancerosas microscópicas que no son detectables mediante técnicas de imagen convencionales. Estas células residuales pueden estar presentes en los tejidos circundantes o haberse diseminado a otras partes del cuerpo. Si no se eliminan, pueden crecer y formar nuevos tumores, aumentando el riesgo de recurrencia del cáncer.

La quimioterapia adyuvante actúa de manera sistémica, lo que significa que los medicamentos viajan a través del torrente sanguíneo y alcanzan todas las partes del cuerpo. Esta capacidad permite que la quimioterapia ataque y destruya las células cancerosas remanentes dondequiera que se encuentren.

Al hacerlo, la quimioterapia adyuvante reduce significativamente la probabilidad de que el cáncer vuelva a aparecer, proporcionando una capa adicional de protección contra la recurrencia de la enfermedad.

Este enfoque es esencial porque las células cancerosas microscópicas pueden ser difíciles de detectar y eliminar completamente mediante cirugía sola. La quimioterapia adyuvante asegura que cualquier célula cancerosa residual sea tratada, mejorando así las perspectivas de recuperación y supervivencia a largo plazo para los pacientes.

Este tratamiento integral y proactivo es fundamental para ofrecer una mayor tranquilidad y seguridad a los pacientes, asegurando una eliminación más completa del cáncer.

Este enfoque reduce significativamente el riesgo de recurrencia del cáncer, ya que destruye las células que podrían causar nuevos tumores.

Al reducir la posibilidad de que el cáncer vuelva a aparecer, la quimioterapia adyuvante mejora las tasas de supervivencia a largo plazo y las perspectivas de recuperación para las pacientes.

Este tratamiento integral es esencial para proporcionar una mayor seguridad y tranquilidad, asegurando que el cáncer sea erradicado de manera más completa y efectiva.

Posibles Efectos Secundarios en el Tratamiento del Cáncer de Ovario

El tratamiento del cáncer de ovario con quimioterapia adyuvante puede causar varios efectos secundarios debido a la naturaleza agresiva de los medicamentos utilizados. A continuación, se describen algunos de los efectos secundarios más comunes y cómo manejarlos:

Náuseas y Vómitos

Estos son efectos secundarios frecuentes de la quimioterapia. Los medicamentos antieméticos pueden ser recetados para prevenir o reducir estos síntomas. Comer comidas pequeñas y frecuentes y evitar alimentos irritantes también puede ayudar a controlar las náuseas.

Fatiga

La fatiga es un síntoma común y puede ser debilitante. Se recomienda descansar adecuadamente, tomar siestas cortas y realizar ejercicios ligeros, como caminar, para mantener los niveles de energía. Mantener una buena hidratación y una dieta equilibrada también es crucial.

Pérdida de Cabello

La quimioterapia puede causar pérdida de cabello, lo que puede ser emocionalmente desafiante para las pacientes. Este efecto secundario, conocido como alopecia, puede afectar la autoestima y la imagen corporal.

Para manejar este desafío, muchas pacientes optan por usar pelucas, sombreros o pañuelos, lo que les permite mantener su apariencia y sentirse más seguras.

Además, dormir con una almohada de satén puede ser beneficioso, ya que estas almohadas reducen la fricción en el cabello, minimizando su caída y protegiendo el cuero cabelludo sensible.

Estas estrategias no solo ayudan a manejar la pérdida de cabello desde una perspectiva práctica, sino que también ofrecen apoyo emocional, permitiendo a las pacientes sentirse más cómodas y seguras durante su tratamiento.

La comprensión y el apoyo de familiares y amigos también son cruciales para ayudar a las pacientes a enfrentar este desafío con mayor fortaleza.

Susceptibilidad a Infecciones

La disminución de glóbulos blancos aumenta el riesgo de infecciones. Mantener una buena higiene, evitar multitudes y personas enfermas, y seguir una dieta equilibrada son medidas importantes. Los médicos pueden recetar factores de crecimiento para estimular la producción de glóbulos blancos.

Anemia

La quimioterapia puede disminuir el número de glóbulos rojos, causando anemia. Esto puede llevar a fatiga extrema y debilidad. Los suplementos de hierro, una dieta rica en hierro, y en algunos casos, transfusiones de sangre, pueden ser necesarios.

Problemas Digestivos

La quimioterapia puede causar diarrea, estreñimiento o pérdida de apetito. Es importante discutir estos problemas con el equipo médico para recibir medicamentos y recomendaciones dietéticas adecuadas.

Neuropatía

Algunas pacientes pueden experimentar neuropatía, que es una sensación de hormigueo o entumecimiento en manos y pies. Esto puede ser manejado con medicamentos específicos y técnicas de autocuidado.

La neuropatía es un efecto secundario que algunas pacientes pueden experimentar durante la quimioterapia, caracterizado por una sensación de hormigueo o entumecimiento en manos y pies.

Esta condición ocurre porque los medicamentos de quimioterapia pueden dañar los nervios periféricos, afectando la transmisión de señales entre el cerebro y las extremidades. La neuropatía puede ser incómoda y, en algunos casos, dolorosa, afectando la calidad de vida y la capacidad para realizar actividades diarias.

Para manejar la neuropatía, los médicos pueden recetar medicamentos específicos, como anticonvulsivos, antidepresivos o analgésicos que ayudan a aliviar los síntomas. Además, las técnicas de autocuidado pueden ser muy útiles. Estas incluyen mantener las extremidades calientes, evitar la exposición al frío, usar zapatos y guantes acolchados para proteger las áreas afectadas y realizar ejercicios suaves que mejoren la circulación y la flexibilidad.

La fisioterapia y la acupuntura también pueden proporcionar alivio en algunos casos. Es esencial que las pacientes comuniquen cualquier síntoma de neuropatía a su equipo médico, para ajustar el tratamiento y minimizar este efecto secundario, permitiendo una mejor gestión del mismo y una mayor comodidad durante el proceso de quimioterapia.

Cambios en la Piel y las Uñas

La quimioterapia puede causar sequedad, enrojecimiento, o descamación de la piel y cambios en las uñas. Usar cremas hidratantes y evitar la exposición excesiva al sol puede ayudar a manejar estos síntomas.

Problemas Cognitivos

Algunas pacientes pueden experimentar dificultades para concentrarse o recordar cosas, conocido como "quimio-cerebro". Mantener un diario, realizar ejercicios mentales y descansar adecuadamente puede ayudar a manejar estos síntomas.

Es fundamental que las pacientes mantengan una comunicación abierta con su equipo médico para abordar y manejar estos efectos secundarios de manera efectiva, asegurando así una mejor calidad de vida durante el tratamiento.

Cáncer de Próstata: Tratamientos y el Rol de la Quimioterapia Adyuvante

Cada tipo de cáncer tiene protocolos específicos para el uso de la quimioterapia adyuvante, y las decisiones sobre su uso se basan en la evidencia clínica y las características individuales de cada paciente.

Exploramos cómo la quimioterapia adyuvante se utiliza en el tratamiento del cáncer de próstata y cómo este enfoque puede mejorar las perspectivas de recuperación y supervivencia a largo plazo para los pacientes.

Uso de la Quimioterapia Adyuvante en el Tratamiento del Cáncer de Próstata

La quimioterapia adyuvante se está convirtiendo en una parte integral del tratamiento del cáncer de próstata, especialmente en casos avanzados o agresivos. Este enfoque se utiliza después de la cirugía o radioterapia para eliminar cualquier célula cancerosa residual que pueda quedar en el cuerpo, mejorando significativamente las perspectivas de recuperación y supervivencia a largo plazo para los pacientes.

Reducción del Riesgo de Recurrencia

El cáncer de próstata, particularmente en sus etapas más avanzadas, puede diseminarse más allá de la glándula prostática a otras áreas del cuerpo, como los ganglios linfáticos y los huesos. Aunque la cirugía (prostatectomía) o la radioterapia pueden eliminar o destruir el tumor principal, siempre existe el riesgo de que queden células cancerosas microscópicas.

La quimioterapia adyuvante actúa de manera sistémica, viajando a través del torrente sanguíneo para atacar estas células residuales.

Al hacerlo, reduce significativamente la posibilidad de que el cáncer vuelva a aparecer, mejorando las tasas de supervivencia a largo plazo.

La quimioterapia adyuvante actúa de manera sistémica, lo que significa que los medicamentos se distribuyen por todo el cuerpo a través del torrente sanguíneo.

Este enfoque permite atacar y destruir las células cancerosas residuales que pueden haber quedado después de la cirugía o la radioterapia y que no son detectables mediante técnicas de imagen convencionales. Al eliminar estas células microscópicas, la quimioterapia adyuvante reduce significativamente la posibilidad de que el cáncer vuelva a aparecer, lo que es crucial para mejorar las tasas de supervivencia a largo plazo.

Este tratamiento es especialmente importante para prevenir la recurrencia del cáncer y proporcionar una capa adicional de protección, asegurando que las células malignas sean completamente erradicadas.

Como resultado, los pacientes pueden tener una mayor esperanza de vida y una mejor calidad de vida, al minimizar el riesgo de recurrencia del cáncer y aumentar las posibilidades de una recuperación completa.

Mejora de las Tasas de Supervivencia

Estudios han demostrado que la quimioterapia adyuvante puede mejorar las tasas de supervivencia global en pacientes con cáncer de próstata avanzado, especialmente en aquellos con factores de alto riesgo como la afectación de los ganglios linfáticos o tumores grandes.

Estos pacientes tienen una mayor probabilidad de que el cáncer se disemine o recurra después del tratamiento inicial. La quimioterapia adyuvante actúa de manera sistémica, eliminando células cancerosas residuales que podrían provocar la reaparición del cáncer.

Al hacerlo, reduce significativamente el riesgo de metástasis y recurrencia, proporcionando una mayor esperanza de vida. Este enfoque es crucial para ofrecer una capa adicional de protección y asegurar que las células malignas sean completamente erradicadas.

Los beneficios de la quimioterapia adyuvante en estos casos de alto riesgo son evidentes, mejorando no solo la supervivencia a largo plazo sino también la calidad de vida de los pacientes, al minimizar las posibilidades de una recaída.

Al eliminar las células cancerosas remanentes, la quimioterapia adyuvante no solo prolonga la vida de los pacientes, sino que también mejora la calidad de vida al reducir la ansiedad sobre la posible recurrencia del cáncer.

Tratamiento Sistémico

La quimioterapia adyuvante es eficaz porque actúa de manera sistémica. Esto significa que los medicamentos viajan por todo el cuerpo, lo que es crucial para combatir las células cancerosas que se hayan diseminado a otras áreas.

Este enfoque integral asegura que incluso las micrometástasis, que no son detectables con las técnicas de imagen habituales, sean tratadas, ofreciendo una capa adicional de seguridad contra la diseminación del cáncer.

Beneficios en Pacientes de Alto Riesgo

Para los pacientes con cáncer de próstata de alto riesgo, la quimioterapia adyuvante proporciona una defensa robusta contra la progresión de la enfermedad. Este tratamiento es fundamental para reducir la probabilidad de que el cáncer se disemine o recurra, ofreciendo una esperanza de curación más sólida.

La quimioterapia adyuvante es una herramienta poderosa en el tratamiento del cáncer de próstata, proporcionando una reducción significativa del riesgo de recurrencia y una mejora en las tasas de supervivencia.

Al actuar de manera sistémica y ofrecer beneficios particulares a pacientes de alto riesgo, este enfoque integral mejora las perspectivas de recuperación y proporciona una mayor tranquilidad y calidad de vida a largo plazo para los pacientes.

Cáncer de Próstata

El cáncer de próstata es uno de los tipos de cáncer más comunes en hombres, especialmente en aquellos mayores de 50 años. La próstata es una glándula del tamaño de una nuez ubicada debajo de la vejiga y delante del recto, y su función principal es producir líquido seminal, que forma parte del semen.

El cáncer de próstata generalmente se desarrolla lentamente y en sus primeras etapas puede no causar síntomas. Sin embargo, a medida que el cáncer avanza, pueden aparecer síntomas como dificultad para orinar, un flujo urinario débil, necesidad frecuente de orinar, especialmente por la noche, dolor o malestar en la pelvis, y presencia de sangre en la orina o el semen.

En algunos casos, el cáncer de próstata puede diseminarse a otras partes del cuerpo, como los huesos y los ganglios linfáticos.

El tratamiento del cáncer de próstata varía según la etapa y la agresividad del cáncer, así como la salud general del paciente. Las opciones de tratamiento incluyen vigilancia activa (en casos de cáncer de crecimiento lento), cirugía, radioterapia, terapia hormonal, quimioterapia y, en casos avanzados, terapia dirigida.

El objetivo es controlar el crecimiento del cáncer, aliviar los síntomas y, cuando es posible, curar la enfermedad. La detección temprana a través de pruebas como el antígeno prostático específico (PSA) y los exámenes rectales digitales puede mejorar significativamente los resultados del tratamiento.

Cómo Enfrentar los Posibles Efectos Secundarios de la Quimioterapia en Cáncer de Próstata

La quimioterapia para el cáncer de próstata puede causar varios efectos secundarios.

Aquí se ofrecen estrategias para enfrentarlos y mantener una mejor calidad de vida durante el tratamiento:

Náuseas y Vómitos

Los medicamentos antieméticos son esenciales para prevenir o reducir las náuseas y vómitos asociados con la quimioterapia. Estos fármacos actúan bloqueando las señales en el cerebro y el tracto digestivo que desencadenan el reflejo del vómito. Existen varios tipos de antieméticos disponibles, y su médico puede recetar el más adecuado según su situación específica.

Tomar estos medicamentos según las indicaciones es crucial para su eficacia. Los antieméticos pueden ser administrados antes de la quimioterapia para prevenir las náuseas anticipadas o después para controlar los síntomas que ya han comenzado. Además, mantener una buena hidratación y evitar alimentos irritantes puede ayudar a complementar la acción de estos medicamentos.

Hablar con su médico sobre cualquier problema persistente es importante para ajustar la dosis o cambiar el medicamento si es necesario, asegurando así una mejor calidad de vida durante el tratamiento.

Dieta: Coma comidas pequeñas y frecuentes, evite alimentos grasos o muy condimentados y manténgase bien hidratado.

Fatiga

Descanso Adecuado: Tome siestas cortas y asegúrese de dormir bien por la noche.

Ejercicio Ligero: Realice actividades como caminar para mantener los niveles de energía.

Nutrición: Consuma una dieta equilibrada y manténgase hidratado.

Pérdida de Cabello

La posibilidad de pérdida de cabello debido a la quimioterapia para el cáncer de próstata varía dependiendo de los medicamentos específicos utilizados en el tratamiento. No todos los medicamentos de quimioterapia causan pérdida de cabello (alopecia), y la severidad puede diferir entre los pacientes.

Los agentes quimioterapéuticos comunes utilizados para el cáncer de próstata, como el docetaxel y el cabazitaxel, pueden causar pérdida de cabello como uno de los efectos secundarios. Sin embargo, la incidencia y la severidad de la alopecia pueden variar según la dosis y la duración del tratamiento.

Es importante destacar que no todos los pacientes con cáncer de próstata requieren quimioterapia, y muchos reciben otros tratamientos como terapia hormonal, radioterapia o cirugía, que no suelen causar pérdida de cabello.

Opciones Estéticas: Pelucas, Sombreros y Pañuelos

La pérdida de cabello debido a la quimioterapia puede ser emocionalmente desafiante, afectando la autoestima y la imagen personal. Para manejar este efecto secundario, muchas personas recurren a opciones estéticas como pelucas, sombreros o pañuelos.

Pelucas: Ofrecen una apariencia natural y pueden ser personalizadas para adaptarse a su estilo y color de cabello previo. Las pelucas de alta calidad pueden ser cómodas y fáciles de mantener.

Sombreros: Son una opción práctica y versátil, disponibles en una amplia variedad de estilos y materiales. Pueden proporcionar comodidad y protección adicional al cuero cabelludo sensible.

Pañuelos: Ofrecen una forma sencilla y estilizada de cubrir la cabeza. Pueden ser atados de diferentes maneras y vienen en diversos colores y patrones, permitiendo a las personas expresar su estilo personal.

Estas opciones no solo ayudan a mejorar la apariencia, sino que también brindan un sentido de normalidad y control durante el tratamiento, mejorando así el bienestar emocional y la confianza.

Cuidado del Cabello: Use champús suaves y almohadas de satén para reducir la fricción y proteger el cuero cabelludo.

Susceptibilidad a Infecciones

Higiene: Lávese las manos con frecuencia y evite multitudes y personas enfermas.

Dieta: Mantenga una dieta equilibrada para fortalecer el sistema inmunológico.

Factores de Crecimiento: Consulte con su médico sobre medicamentos que estimulen la producción de glóbulos blancos.

Anemia

Suplementos de Hierro: Tome suplementos de hierro si su médico lo recomienda.

Dieta Rica en Hierro: Consuma alimentos ricos en hierro, como carnes magras, legumbres y vegetales de hoja verde.

Transfusiones: En casos severos, las transfusiones de sangre pueden ser necesarias.

Problemas Digestivos

Dieta Adecuada: Adapte su dieta para prevenir diarrea o estreñimiento, consumiendo alimentos ricos en fibra o evitando irritantes según sea necesario.

Medicamentos: Tome los medicamentos recetados para controlar estos síntomas.

Neuropatía

Medicamentos Específicos: Consulte a su médico sobre medicamentos para aliviar el hormigueo o entumecimiento en manos y pies.

Autocuidado: Mantenga las extremidades calientes, evite la exposición al frío y use calzado cómodo.

Hidratación: Use cremas hidratantes y evite la exposición excesiva al sol.

Cuidado de las Uñas: Mantenga las uñas cortas y protegidas para evitar infecciones.

Problemas Cognitivos

Ejercicios Mentales: Realice actividades que estimulen su cerebro, como rompecabezas o lectura.

Descanso: Asegúrese de descansar lo suficiente para mejorar la concentración y la memoria.

Mantener una comunicación abierta con su equipo médico es esencial para manejar estos efectos secundarios de manera efectiva. Su médico puede ajustar su tratamiento y proporcionar medicamentos adicionales para aliviar los síntomas, asegurando así una mejor calidad de vida durante la quimioterapia.

Nota:

La quimioterapia adyuvante es una herramienta poderosa en el arsenal contra el cáncer. Al proporcionar un tratamiento adicional después de la cirugía, se aumenta la probabilidad de eliminar por completo las células cancerosas y reducir el riesgo de recurrencia.

A través de un enfoque integrado y personalizado, la quimioterapia adyuvante puede ofrecer una mayor esperanza de curación y supervivencia a largo plazo para los pacientes con cáncer.

Quimioterapia Neoadyuvante

A diferencia de la quimioterapia adyuvante, que se administra después de la cirugía, la quimioterapia neoadyuvante se administra antes de la intervención quirúrgica. El objetivo principal de este enfoque es reducir el tamaño del tumor antes de que se realice la cirugía.

Al disminuir el tamaño del tumor, se puede facilitar su eliminación completa durante la operación, lo que puede aumentar significativamente las posibilidades de éxito del tratamiento.

Beneficios de la Quimioterapia Neoadyuvante

Reducción del Tamaño del Tumor: Al reducir el volumen del tumor, la cirugía puede ser menos invasiva y más precisa, permitiendo a los cirujanos extirpar el tumor con mayor facilidad y reducir el daño a los tejidos circundantes.

Mejora de la Resecabilidad: En algunos casos, los tumores grandes o localmente avanzados pueden ser inicialmente inoperables. La quimioterapia neoadyuvante puede hacer que estos tumores sean operables, ampliando las opciones de tratamiento para el paciente.

Evaluación de la Respuesta al Tratamiento: Administrar quimioterapia antes de la cirugía permite a los médicos evaluar cómo responde el tumor a los medicamentos. Esta información puede ser útil para ajustar el tratamiento posterior a la cirugía.

Destrucción de Células Cancerosas Microscópicas: Además de reducir el tamaño del tumor principal, la quimioterapia neoadyuvante puede ayudar a destruir células cancerosas microscópicas que puedan haberse diseminado, lo que puede disminuir el riesgo de recurrencia del cáncer.

Mejor Pronóstico a Largo Plazo: Reducir el tamaño del tumor y facilitar su eliminación completa puede mejorar las tasas de supervivencia a largo plazo y reducir el riesgo de recurrencia del cáncer.

En conclusión, la quimioterapia neoadyuvante es una estrategia valiosa en el tratamiento del cáncer que puede facilitar la cirugía, permitir una evaluación temprana de la respuesta al tratamiento y mejorar los resultados a largo plazo para los pacientes.

Quimioterapia Paliativa: Alivio y Calidad de Vida

Ahora exploramos la quimioterapia paliativa, que no busca curar el cáncer, sino aliviar los síntomas y mejorar la calidad de vida del paciente. Esta modalidad se utiliza en casos de cáncer avanzado donde la cura ya no es una opción viable, ayudando a controlar el crecimiento del tumor y a aliviar el dolor y otros síntomas.

La quimioterapia paliativa es un enfoque de tratamiento que se centra en aliviar los síntomas y mejorar la calidad de vida de los pacientes con cáncer avanzado, donde la cura ya no es una opción viable.

A diferencia de la quimioterapia curativa, que tiene como objetivo erradicar el cáncer, la quimioterapia paliativa se utiliza para controlar el crecimiento del tumor, reducir el dolor y otros síntomas relacionados con la enfermedad, y prolongar la vida del paciente de la manera más cómoda posible.

Objetivos de la Quimioterapia Paliativa

Control del Crecimiento Tumoral

La quimioterapia paliativa tiene como objetivo ralentizar o detener el crecimiento de tumores en pacientes con cáncer avanzado. Al hacerlo, puede aliviar la presión que estos tumores ejercen sobre órganos vitales, mejorando así la función corporal y reduciendo síntomas como el dolor y la dificultad para respirar.

Aunque este tipo de quimioterapia no elimina el cáncer, su capacidad para frenar la progresión de la enfermedad es crucial. Al controlar el crecimiento tumoral, la quimioterapia paliativa puede prevenir complicaciones graves y extender la vida del paciente, permitiendo que disfrute de una mejor calidad de vida.

Este enfoque proporciona una forma efectiva de manejar el cáncer avanzado, enfocándose en el alivio de síntomas y la mejora del bienestar general del paciente, sin buscar la cura completa.

Alivio del Dolor:

Los tumores avanzados pueden causar dolor significativo al invadir y presionar tejidos y órganos circundantes. La quimioterapia paliativa juega un papel crucial en la reducción del tamaño de estos tumores, lo que a su vez alivia la presión y el dolor asociado.

Al disminuir el volumen tumoral, se reduce la compresión de nervios y estructuras sensibles, proporcionando un alivio notable del dolor para el paciente.

Este alivio del dolor mejora significativamente el bienestar y la calidad de vida del paciente, permitiéndole realizar actividades diarias con mayor comodidad y reducir la dependencia de analgésicos potentes.

Además, al manejar el dolor de manera efectiva, se mejora el estado emocional y psicológico del paciente, brindando una mayor sensación de control y tranquilidad en su vida diaria. La quimioterapia paliativa, por lo tanto, es fundamental para el manejo integral del cáncer avanzado, enfocándose en el confort y el bienestar del paciente.

Mejora de Otros Síntomas:

Además del dolor, los pacientes con cáncer avanzado pueden experimentar una variedad de síntomas debilitantes, como dificultad para respirar, obstrucción intestinal y pérdida de apetito. La quimioterapia paliativa puede mitigar estos síntomas al reducir la carga tumoral. Al disminuir el tamaño de los tumores, se alivia la presión sobre las vías respiratorias, lo que mejora la respiración.

En casos de obstrucción intestinal, la reducción del tumor puede restablecer el tránsito intestinal, aliviando el malestar y los problemas digestivos. Asimismo, al controlar el crecimiento tumoral, la quimioterapia paliativa puede ayudar a mejorar el apetito, permitiendo a los pacientes mantener una mejor nutrición y fuerza.

Estas mejoras en los síntomas contribuyen significativamente a la calidad de vida del paciente, permitiéndole llevar una vida más cómoda y funcional. La capacidad de la quimioterapia paliativa para abordar múltiples síntomas refuerza su importancia en el tratamiento integral del cáncer avanzado.

Calidad de Vida:

El principal objetivo de la quimioterapia paliativa es mejorar la calidad de vida del paciente con cáncer avanzado. Al controlar los síntomas y frenar el crecimiento tumoral, este tratamiento permite a los pacientes experimentar menos molestias y complicaciones. Reduciendo el dolor, mejorando la respiración y aliviando problemas digestivos, los pacientes pueden llevar una vida más cómoda y funcional.

Esta mejoría les permite participar en actividades diarias y mantener una mayor independencia, lo que contribuye a su bienestar emocional y psicológico.

Reducción de Hospitalizaciones y Procedimientos Invasivos

Al manejar eficazmente los síntomas del cáncer avanzado, la quimioterapia paliativa ayuda a reducir la necesidad de hospitalizaciones y procedimientos invasivos. Controlar síntomas como el dolor, la dificultad para respirar y la obstrucción intestinal permite a los pacientes mantenerse más estables y manejar mejor su condición desde casa o en un entorno ambulatorio.

Esto no solo mejora la calidad de vida al minimizar las interrupciones y el estrés asociado con las frecuentes visitas al hospital, sino que también proporciona una mayor tranquilidad tanto para los pacientes como para sus familias. La reducción de intervenciones invasivas disminuye el riesgo de complicaciones adicionales y permite a los pacientes concentrarse en disfrutar de su tiempo y mantener su independencia.

La quimioterapia paliativa se centra en el confort y la calidad de vida del paciente, permitiendo que disfruten de su tiempo con menos sufrimiento y más capacidad para interactuar con sus seres queridos y realizar actividades significativas.

Implementación de la Quimioterapia Paliativa

La decisión de utilizar quimioterapia paliativa se toma en colaboración con el equipo médico y el paciente, considerando los beneficios potenciales y los posibles efectos secundarios. La quimioterapia paliativa puede ser administrada por vía oral, intravenosa o mediante infusiones, y su régimen se adapta para minimizar los efectos adversos tanto como sea posible.

Soporte Integral

Además del tratamiento con quimioterapia, los pacientes que reciben cuidados paliativos también se benefician de un enfoque integral que incluye apoyo emocional, psicológico y social. Esto puede involucrar el trabajo de un equipo multidisciplinario que incluye oncólogos, enfermeras, trabajadores sociales y consejeros, todos enfocados en proporcionar la mejor calidad de vida posible al paciente.

Importancia de la Quimioterapia Paliativa

La quimioterapia paliativa es una herramienta crucial en el manejo del cáncer avanzado, enfocada en mejorar la calidad de vida de los pacientes en etapas terminales de la enfermedad. Este tratamiento proporciona alivio de síntomas como el dolor, la dificultad para respirar y la obstrucción intestinal, permitiendo a los pacientes sentirse más cómodos y mantener una mejor funcionalidad diaria.

Además, la quimioterapia paliativa ayuda a controlar el crecimiento tumoral, ralentizando la progresión del cáncer y aliviando la presión sobre órganos vitales. Aunque no busca curar la enfermedad, este enfoque puede extender la vida del paciente de manera significativa, brindándole más tiempo para disfrutar con sus seres queridos y realizar actividades significativas.

Al manejar eficazmente los síntomas y reducir la necesidad de hospitalizaciones y procedimientos invasivos, la quimioterapia paliativa contribuye a una mayor estabilidad y tranquilidad. En resumen, este tratamiento es esencial para proporcionar una mejor calidad de vida y apoyo integral a los pacientes en las etapas avanzadas del cáncer.

Quimioterapia Curativa: Buscando la Erradicación Completa del Cáncer

Quimioterapia Curativa

La quimioterapia curativa se emplea cuando existe una alta probabilidad de que el tratamiento pueda erradicar completamente el cáncer del cuerpo. A diferencia de otras formas de quimioterapia que se centran en controlar los síntomas o ralentizar la progresión de la enfermedad, la quimioterapia curativa tiene como objetivo la eliminación total de las células cancerosas.

Este tipo de quimioterapia se administra con la intención de curar al paciente, proporcionando una oportunidad significativa de recuperación completa y una vida libre de cáncer. Para lograr este objetivo, los oncólogos utilizan regímenes de tratamiento agresivos que pueden incluir altas dosis de medicamentos quimioterapéuticos.

La decisión de utilizar quimioterapia curativa se basa en varios factores, incluyendo el tipo de cáncer, su estadio y la salud general del paciente.

Cuando se considera adecuada, este enfoque ofrece la mejor posibilidad de curación completa y duradera, eliminando todas las células malignas y reduciendo al mínimo el riesgo de recurrencia.

Combinación con Otros Tratamientos

La quimioterapia curativa se utiliza a menudo en combinación con cirugía y/o radioterapia para maximizar su eficacia en el tratamiento del cáncer. Esta estrategia multimodal permite atacar el cáncer desde diferentes ángulos, aumentando las posibilidades de erradicación completa.

Cirugía y Quimioterapia en el Tratamiento del Cáncer

En el tratamiento curativo del cáncer, la cirugía a menudo se realiza primero para extirpar el tumor principal. Este paso es fundamental para eliminar la mayor cantidad posible de masa tumoral visible, lo cual es crucial para reducir la carga de células cancerosas en el cuerpo.

Sin embargo, aunque la cirugía puede ser muy efectiva en la remoción del tumor, siempre existe el riesgo de que queden células cancerosas microscópicas que no son detectables mediante técnicas de imagen convencionales.

Para abordar este riesgo, se administra quimioterapia después de la cirugía. La quimioterapia actúa de manera sistémica, viajando a través del torrente sanguíneo para atacar y destruir estas células cancerosas residuales. Este tratamiento complementario asegura que cualquier célula maligna que pudiera haberse diseminado o quedado en el sitio quirúrgico sea eliminada, reduciendo significativamente la probabilidad de recurrencia del cáncer.

La combinación de cirugía y quimioterapia ofrece una estrategia integral y agresiva contra el cáncer. Mientras que la cirugía se encarga de la masa tumoral principal, la quimioterapia se asegura de que no queden células malignas que puedan proliferar y causar una recaída. Este enfoque combinado maximiza las posibilidades de una erradicación completa del cáncer, mejorando las tasas de supervivencia y proporcionando al paciente una mayor oportunidad de recuperación a largo plazo.

Radioterapia y Quimioterapia Combinadas

La radioterapia y la quimioterapia a menudo se utilizan juntas para maximizar la eficacia del tratamiento contra el cáncer. La radioterapia se dirige a áreas específicas del cuerpo donde hay una alta concentración de células cancerosas, utilizando rayos de alta energía para dañar el ADN de estas células.

Este daño al ADN impide que las células cancerosas se reproduzcan y crezcan, lo que puede reducir el tamaño del tumor y, en algunos casos, eliminarlo por completo.

Mientras que la radioterapia se concentra en áreas localizadas, la quimioterapia actúa de manera sistémica. Esto significa que los medicamentos quimioterapéuticos viajan a través del torrente sanguíneo, atacando células cancerosas en todo el cuerpo.

Este enfoque es particularmente útil para tratar células cancerosas que se han diseminado más allá del sitio del tumor original, alcanzando áreas donde la radioterapia no puede llegar.

La combinación de radioterapia y quimioterapia es poderosa porque permite un ataque multifacético contra el cáncer.

La radioterapia localiza y destruye el tumor principal y cualquier célula cancerosa en su proximidad, mientras que la quimioterapia busca y destruye las células malignas diseminadas. Este enfoque combinado no solo aumenta las posibilidades de eliminar el cáncer por completo, sino que también reduce significativamente el riesgo de recurrencia, mejorando las tasas de supervivencia a largo plazo y proporcionando una defensa integral contra la enfermedad.

Esta combinación de tratamientos aumenta significativamente las probabilidades de éxito, proporcionando un enfoque integral y agresivo contra el cáncer. La integración de cirugía, quimioterapia y radioterapia maximiza la eliminación de células cancerosas, mejorando las tasas de supervivencia y reduciendo el riesgo de recurrencia.

Cirugía y Quimioterapia en Tratamiento Curativo

En el tratamiento curativo del cáncer, la cirugía a menudo se realiza primero para extirpar el tumor principal. Este paso es crucial para eliminar la mayor cantidad posible de masa tumoral visible. Sin embargo, aunque la cirugía puede ser efectiva en la remoción del tumor, siempre existe el riesgo de que queden células cancerosas microscópicas que no son detectables mediante técnicas de imagen.

Para abordar este riesgo, se administra quimioterapia después de la cirugía. La quimioterapia actúa de manera sistémica, viajando a través del torrente sanguíneo para atacar y destruir estas células cancerosas residuales.

Este enfoque combinado asegura una eliminación más completa del cáncer, reduciendo significativamente la probabilidad de recurrencia de la enfermedad.

Al eliminar las células cancerosas que podrían haberse diseminado, la quimioterapia posterior a la cirugía mejora las tasas de supervivencia y proporciona una mayor posibilidad de curación completa, ofreciendo al paciente una mejor oportunidad de recuperación a largo plazo.

La radioterapia se puede utilizar junto con la quimioterapia para atacar las células cancerosas en áreas específicas del cuerpo. Este enfoque combinado, conocido como quimio radioterapia, es particularmente efectivo porque cada tratamiento complementa al otro.

La radioterapia utiliza rayos de alta energía para destruir las células cancerosas en una zona localizada, reduciendo el tamaño del tumor y dañando el ADN de las células cancerosas para impedir su reproducción. La quimioterapia, por otro lado, actúa de manera sistémica, atacando las células cancerosas que pueden haberse diseminado a otras partes del cuerpo.

Cuando se usan juntos, estos tratamientos pueden aumentar significativamente la probabilidad de eliminar completamente el cáncer. La radioterapia puede hacer que las células cancerosas sean más sensibles a la quimioterapia y viceversa, mejorando la eficacia general del tratamiento. Esta combinación es especialmente útil en cánceres localmente avanzados, donde el control preciso del tumor y la erradicación de células diseminadas son cruciales para lograr una cura completa.

Alta Probabilidad de Curación

La decisión de utilizar quimioterapia curativa se basa en una evaluación cuidadosa de varios factores. Entre ellos, el tipo de cáncer es crucial, ya que algunos tipos responden mejor a la quimioterapia que otros. El estadio del cáncer también es determinante; los cánceres en etapas tempranas tienen más probabilidades de ser curados con quimioterapia curativa que los cánceres avanzados.

La salud general del paciente es otro factor importante. Los pacientes deben estar lo suficientemente fuertes para soportar los efectos secundarios de la quimioterapia intensiva. Los oncólogos consideran el estado físico, la función de los órganos y cualquier comorbilidad que pueda influir en la tolerancia al tratamiento.

La combinación de estos factores permite a los médicos determinar si la quimioterapia curativa es una opción viable y con altas probabilidades de éxito. Este enfoque personalizado maximiza las posibilidades de eliminar completamente el cáncer, proporcionando una oportunidad significativa de recuperación y una vida libre de la enfermedad.

Los oncólogos evalúan cuidadosamente la probabilidad de éxito del tratamiento antes de recomendar este enfoque. Los cánceres que responden bien a la quimioterapia curativa incluyen ciertos tipos de linfoma, leucemia, cáncer de testículo y cáncer de mama en etapas tempranas.

Evaluación de la Probabilidad de Éxito

Antes de recomendar la quimioterapia curativa, los oncólogos evalúan cuidadosamente la probabilidad de éxito del tratamiento. Esta evaluación incluye un análisis detallado del tipo de cáncer, su estadio, y la respuesta esperada a la quimioterapia.

Los cánceres que responden particularmente bien a la quimioterapia curativa incluyen ciertos tipos de linfoma, leucemia, cáncer de testículo y cáncer de mama en etapas tempranas. Estos tipos de cáncer suelen ser más sensibles a los medicamentos quimioterapéuticos, lo que aumenta las probabilidades de erradicación completa.

El análisis también considera la salud general del paciente y su capacidad para tolerar los efectos secundarios del tratamiento intensivo. Al identificar los casos en los que la quimioterapia curativa tiene una alta probabilidad de éxito, los oncólogos pueden maximizar las posibilidades de curación, proporcionando una estrategia de tratamiento efectiva y dirigida que ofrece una esperanza significativa de recuperación total.

Objetivo de Erradicación

El objetivo principal de la quimioterapia curativa es la erradicación completa del cáncer, brindando al paciente una oportunidad significativa de recuperación y una vida libre de la enfermedad. Este enfoque intensivo busca eliminar todas las células cancerosas del cuerpo, proporcionando una curación completa y duradera.

Para alcanzar este objetivo, la quimioterapia curativa puede implicar ciclos de tratamiento más agresivos y rigurosos que los utilizados en otras modalidades de quimioterapia. Estos tratamientos intensivos están diseñados para atacar el cáncer con la máxima eficacia posible, aumentando las probabilidades de destruir todas las células malignas.

Aunque este enfoque puede ser exigente y conllevar efectos secundarios significativos, ofrece la mejor posibilidad de curación completa. Los pacientes que reciben quimioterapia curativa, bajo la supervisión cuidadosa de sus oncólogos, pueden lograr una erradicación total del cáncer y disfrutar de una vida prolongada y saludable sin la presencia de la enfermedad.

La quimioterapia curativa se utiliza cuando hay una alta probabilidad de que el tratamiento pueda curar al paciente, y se emplea a menudo en combinación con cirugía y/o radioterapia para asegurar la eliminación completa del cáncer del cuerpo.

Quimioterapia de Mantenimiento

La quimioterapia de mantenimiento se administra en dosis más bajas y con menor frecuencia después de que el cáncer ha sido controlado con el tratamiento inicial. Su objetivo principal es mantener la remisión y prevenir la recurrencia del cáncer. Este enfoque ayuda a asegurar que las células cancerosas residuales que pueden haber sobrevivido al tratamiento inicial no vuelvan a crecer y provocar una recaída.

Al utilizar dosis más bajas de medicamentos, la quimioterapia de mantenimiento minimiza los efectos secundarios, permitiendo que los pacientes mantengan una mejor calidad de vida. La menor frecuencia de administración también reduce la carga del tratamiento, haciendo que sea más manejable para los pacientes a largo plazo.

Este tipo de quimioterapia es especialmente útil en cánceres que tienen una alta probabilidad de recurrencia, proporcionando una defensa continua contra la enfermedad. Al mantener la vigilancia sobre las células cancerosas, la quimioterapia de mantenimiento juega un papel crucial en prolongar la remisión y mejorar las perspectivas a largo plazo de los pacientes.

Quimioterapia Sistémica

La quimioterapia sistémica se administra para tratar cánceres que se han diseminado por todo el cuerpo. Los medicamentos utilizados en este tipo de quimioterapia viajan a través del torrente sanguíneo, lo que les permite alcanzar y atacar las células cancerosas en múltiples lugares del organismo.

Este enfoque es fundamental para combatir células malignas que no están confinadas a una sola área, proporcionando un tratamiento integral que puede abordar metástasis y micrometástasis invisibles a las técnicas de imagen convencionales. La quimioterapia sistémica es el tipo más común de quimioterapia debido a su capacidad para tratar cánceres avanzados y generalizados.

Los medicamentos pueden administrarse de varias maneras:

Intravenosa (IV): Directamente en una vena para una absorción rápida y eficaz.

Oral: En forma de píldoras o cápsulas que el paciente puede tomar en casa.

Inyección: En el músculo o bajo la piel, dependiendo del tipo específico de medicamento y la situación del paciente.

Esta versatilidad en la administración permite personalizar el tratamiento según las necesidades individuales, mejorando así las posibilidades de éxito terapéutico.

Quimioterapia Regional

A diferencia de la quimioterapia sistémica, la quimioterapia regional se dirige a una parte específica del cuerpo, concentrando el tratamiento en el área afectada por el cáncer. Este enfoque permite una alta concentración de medicamentos en el sitio del tumor, aumentando la eficacia del tratamiento local.

Quimioterapia Intraperitoneal e Intratecal

La quimioterapia intraperitoneal se administra directamente en el abdomen para tratar cánceres abdominales, como el cáncer de ovario. Este método permite que los medicamentos quimioterapéuticos se distribuyan en el líquido peritoneal, bañando las superficies de los órganos abdominales y atacando las células cancerosas localizadas en esa área.

La administración intraperitoneal puede alcanzar concentraciones más altas de fármacos en el sitio del tumor, lo que aumenta la efectividad del tratamiento y minimiza la exposición sistémica, reduciendo algunos efectos secundarios.

Por otro lado, la quimioterapia intratecal se inyecta directamente en el líquido cefalorraquídeo que rodea el cerebro y la médula espinal. Este enfoque se utiliza para tratar cánceres del sistema nervioso central, como leucemias que afectan el cerebro o metástasis cerebrales. La administración intratecal permite que los medicamentos quimioterapéuticos atraviesen la barrera hematoencefálica, una barrera natural que protege el cerebro pero que también dificulta que los fármacos sistémicos lleguen a las células cancerosas en esta región.

Ambos métodos de administración focalizada permiten atacar las células cancerosas con mayor precisión y potencia, alcanzando concentraciones terapéuticas más efectivas directamente en el sitio del tumor. Esto no solo mejora la eficacia del tratamiento, sino que también minimiza la toxicidad en otras partes del cuerpo, proporcionando una opción de tratamiento más tolerable y efectivo para pacientes con cánceres en áreas difíciles de alcanzar con la quimioterapia sistémica convencional.

Beneficios de la Quimioterapia Regional

La quimioterapia regional dirige los medicamentos directamente al área afectada por el cáncer, minimizando así los efectos secundarios en el resto del cuerpo. Al concentrar el tratamiento en una región específica, como el abdomen o el cerebro, menos fármacos circulan por todo el organismo. Esto focaliza el ataque a las células cancerosas donde más se necesita, aumentando la eficacia del tratamiento en el área objetivo.

Esta administración focalizada reduce la toxicidad sistémica, es decir, los efectos adversos que los medicamentos pueden tener en órganos y tejidos saludables. Como resultado, los pacientes experimentan menos efectos secundarios comunes de la quimioterapia, como náuseas, vómitos, fatiga y supresión del sistema inmunológico. La reducción de estos efectos secundarios mejora significativamente la tolerancia al tratamiento.

Además, al minimizar la toxicidad sistémica, la quimioterapia regional permite a los pacientes mantener una mayor calidad de vida durante el curso del tratamiento. Pueden experimentar menos interrupciones en sus actividades diarias y requieren menos intervenciones médicas adicionales para manejar los efectos secundarios. Esto hace que el proceso de tratamiento sea más manejable y menos desgastante, proporcionando una experiencia más positiva y efectiva para los pacientes que enfrentan el cáncer.

Quimioterapia en Altas Dosis

La quimioterapia en altas dosis implica la administración de cantidades significativamente mayores de medicamentos quimioterapéuticos en comparación con los regímenes estándar. Este enfoque se utiliza para atacar agresivamente las células cancerosas, especialmente en casos de cánceres resistentes o recurrentes, como ciertos linfomas y leucemias.

Las dosis altas de quimioterapia pueden ser más efectivas para destruir células cancerosas, pero también conllevan un mayor riesgo de dañar las células normales de la médula ósea, que son cruciales para la producción de sangre. Para contrarrestar este efecto devastador, la quimioterapia en altas dosis a menudo se combina con un trasplante de células madre.

El proceso implica extraer células madre del propio paciente (trasplante autólogo) o de un donante compatible (trasplante alogénico) antes de la administración de quimioterapia. Después de la quimioterapia en altas dosis, las células madre se reinfunden en el paciente para restaurar la médula ósea y permitir la regeneración de células sanguíneas sanas.

Este enfoque combinado permite aprovechar las ventajas de la quimioterapia en altas dosis, destruyendo de manera más efectiva las células cancerosas, mientras se minimiza el riesgo de daños permanentes a la médula ósea.

Aunque es un procedimiento intensivo, puede ofrecer una mayor probabilidad de remisión a largo plazo y una cura potencial para ciertos tipos de cáncer, mejorando significativamente las perspectivas de supervivencia y calidad de vida del paciente.

Cada tipo de quimioterapia tiene sus propias indicaciones y se selecciona en función de las características específicas del cáncer y del paciente. Es importante que los pacientes discutan con su oncólogo cuál es la mejor opción para su caso particular, comprendiendo los beneficios y posibles riesgos asociados con cada tipo de tratamiento.

Capítulo 2:
Preparándose para la Quimioterapia

En este capítulo, hablamos sobre cómo prepararse adecuadamente para la quimioterapia, incluyendo las preguntas importantes que debe hacerle a su oncólogo, la preparación mental y emocional, y cómo organizar su vida y su entorno para el tratamiento.

Preguntas Importantes para Hacerle a su Oncólogo

Antes de comenzar la quimioterapia, es esencial tener una conversación detallada con su oncólogo. Aquí hay algunas preguntas clave que debería considerar:

1. ¿Cuál es el objetivo de la quimioterapia en mi caso?

2. ¿Qué tipo de quimioterapia recibiré y cómo se administrará?

3. ¿Cuánto tiempo durará el tratamiento?

4. ¿Cuáles son los posibles efectos secundarios y cómo se pueden manejar?

5. ¿Cómo afectará la quimioterapia mi vida diaria?

6. ¿Qué signos o síntomas deben alertarme para contactar al médico de inmediato?

Preparación Mental y Emocional

La quimioterapia puede ser un proceso emocionalmente desafiante, impactando no solo el cuerpo, sino también la mente y el espíritu. Es común experimentar una gama de emociones, desde el miedo y la ansiedad hasta la tristeza y la incertidumbre. Prepararse mental y emocionalmente puede ayudar a enfrentar estos desafíos con mayor resiliencia.

Conocer los Detalles sobre el Tratamiento

Conocer los detalles sobre el tratamiento de quimioterapia puede reducir significativamente el miedo a lo desconocido. Informarse sobre qué esperar durante el proceso, los posibles efectos secundarios y las estrategias para manejarlos proporciona una sensación de control y preparación.

Saber qué procedimientos se realizarán, cómo se administrarán los medicamentos y qué síntomas podrían presentarse ayuda a mitigar la ansiedad. Este conocimiento permite a los pacientes anticipar y planificar su vida alrededor del tratamiento, estableciendo expectativas realistas.

Además, entender los efectos secundarios comunes y cómo manejarlos puede reducir el impacto emocional y físico del tratamiento. Consultar a los médicos y enfermeras, leer materiales educativos y participar en sesiones informativas son formas efectivas de adquirir esta información.

Estar bien informado permite a los pacientes enfrentar la quimioterapia con mayor confianza y tranquilidad, mejorando su capacidad para manejar el tratamiento de manera proactiva y positiva.

Apoyo Profesional

Hablar con un psicólogo o consejero especializado en oncología puede ser extremadamente beneficioso durante el tratamiento de quimioterapia. Estos profesionales están capacitados para ofrecer estrategias específicas para manejar el estrés y la ansiedad que acompañan a un diagnóstico de cáncer y su tratamiento.

El apoyo psicológico proporciona un espacio seguro donde los pacientes pueden expresar sus preocupaciones, miedos y emociones sin juicio. Esto es vital para procesar las emociones complejas y evitar que el estrés se acumule, lo cual puede afectar negativamente la salud física y mental.

Además, los psicólogos y consejeros pueden enseñar técnicas de afrontamiento y relajación, como la meditación, el mindfulness y la respiración profunda, que ayudan a calmar la mente y reducir el estrés. También pueden ayudar a desarrollar habilidades de comunicación para mejorar la interacción con el equipo médico y los seres queridos.

Técnicas de Relajación

Practicar técnicas de relajación como mindfulness, meditación o respiración profunda puede ayudar a calmar la mente y reducir el estrés. Estas prácticas pueden mejorar la capacidad para enfrentar el tratamiento y sus efectos.

Estas prácticas no solo calman la mente, sino que también pueden mejorar la capacidad del paciente para enfrentar el tratamiento y sus efectos secundarios, promoviendo una actitud más positiva y resiliente. Incorporar estas técnicas en la rutina diaria puede contribuir significativamente al bienestar general durante el proceso de quimioterapia.

Grupos de Apoyo

Unirse a un grupo de apoyo para pacientes con cáncer puede proporcionar una red valiosa de personas que entienden lo que se está experimentando. Compartir experiencias y desafíos con otros en situaciones similares ofrece una sensación de comunidad y comprensión que es difícil de encontrar en otros entornos.

Estos grupos permiten a los pacientes expresar sus sentimientos y miedos sin juicio, recibir consejos prácticos y emocionales, y aprender de las experiencias de otros. Este intercambio puede ser una fuente significativa de fortaleza y consuelo, ayudando a reducir la sensación de aislamiento y soledad que a menudo acompaña a un diagnóstico de cáncer.

Además, los grupos de apoyo pueden ofrecer información útil sobre cómo manejar los efectos secundarios del tratamiento, estrategias de afrontamiento y recursos adicionales. La interacción regular con personas que están pasando por experiencias similares puede aumentar la resiliencia y proporcionar un apoyo emocional crucial durante el proceso de quimioterapia.

Comunicación Abierta

Mantener una comunicación abierta con familiares y amigos es esencial para quienes enfrentan un diagnóstico de cáncer o cualquier otra enfermedad grave. Compartir sentimientos, preocupaciones y necesidades con las personas cercanas no solo ayuda a aliviar el peso emocional que puede acompañar al tratamiento, sino que también fortalece las relaciones y el apoyo mutuo.

Al expresar sus emociones y pedir ayuda cuando sea necesario, los pacientes permiten que sus seres queridos comprendan mejor su situación y puedan brindar el apoyo adecuado.

Este tipo de comunicación abierta facilita la creación de un entorno de comprensión y empatía, donde el paciente se siente escuchado y respaldado. El apoyo emocional de la familia y los amigos puede ser un pilar fundamental durante el tratamiento, proporcionando consuelo en momentos de incertidumbre y dificultad.

Además, hablar sobre lo que se está experimentando puede ayudar a reducir el estrés y la ansiedad, permitiendo al paciente enfrentar el tratamiento con una mentalidad más positiva.

No dudar en pedir ayuda, ya sea para tareas diarias, compañía durante las visitas médicas, o simplemente para tener a alguien con quien hablar, es crucial.

Este apoyo no solo mejora el bienestar emocional del paciente, sino que también puede impactar positivamente en su recuperación y en la forma en que maneja los desafíos del tratamiento.

Preparación Mental y Emocional para la Quimioterapia

Prepararse mental y emocionalmente para la quimioterapia puede mejorar significativamente la calidad de vida y la capacidad para enfrentar los desafíos del tratamiento. Esta preparación proporciona una base de fortaleza y apoyo esencial durante este proceso difícil.

Informarse sobre el tratamiento, sus efectos secundarios y cómo manejarlos reduce el miedo a lo desconocido y aumenta el sentido de control. Hablar con un psicólogo especializado en oncología ayuda a desarrollar estrategias para manejar el estrés y la ansiedad, proporcionando un espacio seguro para expresar preocupaciones y emociones.

Practicar técnicas de relajación como mindfulness, meditación o respiración profunda puede calmar la mente y reducir el estrés, mejorando la capacidad de enfrentar los efectos del tratamiento. Unirse a grupos de apoyo permite compartir experiencias y recibir consuelo de personas en situaciones similares, reduciendo la sensación de aislamiento.

Una preparación mental y emocional adecuada fortalece la resiliencia, mejora el bienestar emocional y aumenta la capacidad de adaptación, facilitando una mejor experiencia durante la quimioterapia.

Estrategias para prepararse mentalmente

Educación: Conocer los Detalles sobre el Tratamiento

Conocer los detalles sobre el tratamiento de quimioterapia puede reducir significativamente el miedo a lo desconocido, proporcionando una sensación de control y preparación. Informarse acerca de cómo se administra la quimioterapia, los posibles efectos secundarios y las estrategias para manejarlos ayuda a mitigar la ansiedad y las preocupaciones.

La educación es un componente vital en el manejo del cáncer, ya que proporciona a los pacientes una comprensión clara de lo que pueden esperar en cada etapa del tratamiento. Esta información es crucial para reducir la incertidumbre y el estrés que a menudo acompañan a un diagnóstico de cáncer.

Cuando los pacientes están informados sobre los posibles efectos secundarios, el curso del tratamiento y los resultados esperados, pueden prepararse mejor emocional y físicamente para lo que está por venir.

Conocer el proceso del tratamiento permite a los pacientes y sus familias planificar con anticipación y hacer ajustes necesarios en su vida diaria. Por ejemplo, saber que pueden experimentar fatiga durante la quimioterapia les permite organizar su tiempo de descanso y recibir el apoyo adecuado.

Además, la educación ayuda a los pacientes a identificar rápidamente cualquier síntoma inusual que pueda requerir atención médica, mejorando la comunicación con su equipo de atención médica y optimizando el manejo del tratamiento.

Estar bien informado no solo empodera a los pacientes para tomar decisiones informadas sobre su cuidado, sino que también facilita una mejor adaptación a los cambios y desafíos que el tratamiento del cáncer puede traer, mejorando así su calidad de vida durante este proceso difícil.

Recibir información de fuentes confiables, como médicos, enfermeras y materiales educativos validados, es fundamental para que los pacientes comprendan claramente el proceso de tratamiento y las expectativas que deben tener.

Cuando la información proviene de profesionales de la salud, los pacientes pueden estar seguros de que están recibiendo datos precisos y basados en evidencia científica, lo que es crucial para tomar decisiones informadas sobre su cuidado.

Los médicos y enfermeras no solo proporcionan detalles sobre el diagnóstico y las opciones de tratamiento, sino que también pueden aclarar dudas y personalizar la información según las necesidades y condiciones específicas de cada paciente.

Este enfoque individualizado ayuda a disipar temores y mitos que puedan haber surgido a partir de fuentes no confiables o información incompleta.

Además, los materiales educativos, como folletos, videos y recursos en línea de instituciones reconocidas, ofrecen una referencia continua a la que los pacientes y sus familias pueden recurrir a lo largo del tratamiento.

Estos recursos complementan la información dada en las consultas médicas, proporcionando un entendimiento más profundo y accesible.

En conjunto, recibir información de fuentes confiables no solo facilita una mejor comprensión del tratamiento, sino que también fortalece la confianza del paciente en su equipo de salud, lo que es esencial para un manejo exitoso del cáncer.

Esta comprensión puede empoderar a los pacientes, permitiéndoles participar activamente en su propio cuidado y tomar decisiones informadas.

La fe en Dios ante la preparación para la quimioterapia

La fe en Dios puede ser una fuente significativa de fortaleza y consuelo para los pacientes que se preparan para la quimioterapia. La creencia en un poder superior y la práctica espiritual pueden ofrecer un sentido de esperanza y propósito durante un momento de incertidumbre y temor. La fe puede proporcionar tranquilidad y reducir la ansiedad, permitiendo a los pacientes enfrentar el tratamiento con una actitud más positiva y resiliente.

El apoyo de una comunidad religiosa también puede ser invaluable. La oración, el apoyo emocional y la compañía de otros creyentes pueden brindar un fuerte sentido de pertenencia y solidaridad, haciendo que el paciente se sienta menos solo en su lucha contra el cáncer.

Las prácticas religiosas y espirituales, como la meditación y la oración, pueden desempeñar un papel crucial en fomentar una paz interior y una perspectiva optimista para los pacientes que enfrentan la quimioterapia.

La meditación, una práctica que involucra la concentración y la calma mental, puede reducir significativamente el estrés y la ansiedad, permitiendo a los pacientes encontrar un momento de tranquilidad en medio de la incertidumbre del tratamiento. Esta calma interior puede ayudar a manejar mejor los efectos secundarios y mejorar el bienestar general.

La oración es una práctica que proporciona un canal de comunicación con una fuerza superior, y para muchos pacientes, es una fuente invaluable de consuelo y esperanza.

Enfrentar una enfermedad como el cáncer puede ser emocionalmente agotador, y la oración ofrece un espacio donde los pacientes pueden expresar sus miedos, preocupaciones y deseos más profundos.

Esta práctica permite a los pacientes conectarse con algo más grande que ellos mismos, lo que puede traer una sensación de paz y resignación frente a la incertidumbre del tratamiento.

A través de la oración, muchos pacientes encuentran un alivio emocional y espiritual que complementa el apoyo médico y terapéutico que reciben. La oración puede ayudar a reducir el estrés y la ansiedad, proporcionando un sentido de propósito y tranquilidad. Además, la oración a menudo se convierte en un ritual que les da estructura y estabilidad en momentos de caos e incertidumbre.

La sensación de estar conectados a una fuerza superior y de no estar solos en su lucha puede ser profundamente reconfortante para los pacientes. Este acto de fe no solo fortalece su resiliencia emocional, sino que también puede mejorar su bienestar general, ayudándoles a enfrentar los desafíos del tratamiento con una actitud más positiva y esperanzada.

La seguridad de ser escuchado y cuidado por el Señor Jesucristo, puede fortalecer la resiliencia emocional y proporcionar una sensación de propósito y esperanza.

Además, estas prácticas pueden crear un sentido de comunidad y apoyo. Participar en servicios religiosos o grupos de oración puede ofrecer un entorno de apoyo emocional y social, donde los pacientes se sienten comprendidos y acompañados en su viaje.

Este sentido de pertenencia puede aliviar la soledad y proporcionar una red de apoyo que es fundamental durante el tratamiento del cáncer.

Así que, la meditación y la oración pueden ayudar a los pacientes a enfrentar los desafíos del tratamiento de quimioterapia con mayor confianza y serenidad, brindándoles paz interior, esperanza y un sentido de comunidad y apoyo espiritual.

Psicólogos y Consejeros Especializados en Oncología

Apoyo Profesional: Psicólogos y Consejeros Especializados en Oncología. Hablar con un psicólogo o consejero especializado en oncología puede ser extremadamente beneficioso durante el tratamiento de quimioterapia. Estos profesionales están capacitados para abordar los aspectos emocionales y psicológicos del cáncer, ofreciendo estrategias efectivas para manejar el estrés, la ansiedad y la depresión.

El apoyo profesional proporciona un espacio seguro y confidencial para expresar miedos, preocupaciones y emociones difíciles. Esto es crucial para evitar que el estrés emocional se acumule, lo cual puede afectar negativamente tanto la salud mental como física.

Además, los psicólogos y consejeros pueden enseñar técnicas de afrontamiento y relajación, como la meditación, el mindfulness y la respiración profunda, que ayudan a calmar la mente y reducir la tensión. También pueden guiar a los pacientes en la comunicación efectiva con familiares y médicos, mejorando el soporte y la comprensión en su entorno.

Técnicas de Relajación: Practicar mindfulness, meditación o respiración profunda puede ayudar a manejar el estrés y la ansiedad.

Grupos de Apoyo: Unirse a un grupo de apoyo para pacientes con cáncer puede ser una experiencia profundamente beneficiosa. Estos grupos ofrecen un espacio seguro y comprensivo donde los pacientes pueden compartir sus experiencias, miedos y emociones con personas que están pasando por situaciones similares.

Este sentido de comunidad y comprensión mutua es invaluable, ya que los miembros del grupo pueden brindar apoyo emocional que complementa el tratamiento médico.

Al compartir sus historias y escuchar las de otros, los pacientes a menudo encuentran consuelo al darse cuenta de que no están solos en su lucha. La posibilidad de hablar abiertamente sobre los desafíos que enfrentan, sin temor a ser juzgados, ayuda a aliviar sentimientos de aislamiento y desesperanza que pueden acompañar a un diagnóstico de cáncer.

Además, los grupos de apoyo ofrecen un entorno en el que los pacientes pueden intercambiar consejos prácticos sobre cómo manejar los efectos secundarios del tratamiento, cómo comunicarse con el equipo médico o cómo enfrentar el impacto emocional del cáncer.

Esta interacción no solo proporciona información útil, sino que también fortalece la resiliencia emocional y la capacidad de afrontar la enfermedad.

Organización de la Vida y el Entorno

Organizar su vida y entorno puede hacer que el proceso de quimioterapia sea más manejable:

Programe sus actividades diarias de manera flexible para acomodar el tiempo de descanso y las citas médicas durante la quimioterapia. La planificación flexible es esencial para manejar la fatiga y otros efectos secundarios del tratamiento.

Identifique las tareas prioritarias y distribúyalas a lo largo del día o la semana, evitando sobrecargarse en un solo día. Integre periodos de descanso regulares en su horario para permitir la recuperación entre actividades. Esto puede incluir siestas cortas o simplemente tiempo para relajarse y recuperar energía.

Anticipe las citas médicas y ajuste su calendario en consecuencia. Deje margen para los posibles efectos secundarios post-tratamiento, que pueden variar en intensidad y duración. Comunicarse con empleadores, compañeros de trabajo y familiares sobre su necesidad de flexibilidad también es importante para recibir apoyo adicional.

Espacio de Descanso

Preparar un espacio cómodo y tranquilo en su hogar para descansar después de los tratamientos de quimioterapia es crucial para la recuperación y el bienestar. Este espacio debe ser acogedor y libre de distracciones, proporcionando un ambiente relajante donde pueda recuperarse del cansancio y los efectos secundarios del tratamiento.

Seleccione una habitación con buena ventilación y control de temperatura, equipada con muebles cómodos como una cama o un sillón reclinable. Asegúrese de tener a mano mantas suaves, almohadas de apoyo y una iluminación suave para crear un ambiente calmante.

Mantenga cerca artículos que faciliten la relajación, como libros, música suave, o dispositivos para escuchar audiolibros y meditaciones guiadas. También es útil disponer de agua, bocadillos ligeros y medicamentos necesarios al alcance.

Un espacio bien preparado puede ayudar a minimizar el estrés y promover un descanso efectivo, mejorando su capacidad para enfrentar el tratamiento y mantener una mejor calidad de vida.

Alimentación

Planificar comidas nutritivas y fáciles de preparar es esencial para mantener una buena nutrición durante el tratamiento de quimioterapia.

Los efectos secundarios, como las náuseas y la fatiga, pueden dificultar la alimentación, por lo que es importante tener opciones saludables y convenientes a mano.

Prepare comidas pequeñas y frecuentes, ricas en proteínas, vitaminas y minerales para apoyar la recuperación y mantener la energía. Incluya una variedad de frutas, verduras, granos enteros y fuentes de proteínas magras, como pollo, pescado, huevos y legumbres. Evite alimentos procesados y ricos en grasas saturadas.

Cocine por adelantado y congele porciones para días en los que se sienta demasiado cansado para cocinar. Mantenga bocadillos saludables, como yogur, frutos secos y batidos, al alcance para comer entre comidas.

Beber suficiente agua es crucial para mantenerse hidratado. También puede considerar suplementos nutricionales, después de consultar con su médico, para asegurarse de cubrir todas sus necesidades dietéticas.

Transporte para las Citas de Quimioterapia

Organizar el transporte hacia y desde las citas de quimioterapia es crucial para asegurar que el tratamiento se realice sin inconvenientes. La fatiga y otros efectos secundarios pueden dificultar que los pacientes conduzcan o usen el transporte público de manera segura.

Es aconsejable planificar con anticipación y pedir ayuda a familiares o amigos para el transporte. Contar con una red de apoyo puede aliviar el estrés y garantizar que el paciente llegue a sus citas puntualmente y con seguridad.

Si el apoyo familiar no es una opción, considere utilizar servicios de transporte médico especializado, que pueden ofrecer traslados cómodos y seguros. Algunas organizaciones y hospitales también ofrecen servicios de transporte para pacientes con cáncer.

Tener un plan de transporte bien organizado no solo facilita el acceso al tratamiento, sino que también proporciona tranquilidad al paciente, permitiéndole concentrarse en su recuperación y bienestar general.

Trabajo y Responsabilidades durante la Quimioterapia

Hablar con su empleador sobre la posibilidad de ajustar sus horarios de trabajo o trabajar desde casa es crucial durante el tratamiento de quimioterapia. Informar a su empleador sobre su situación permite negociar horarios flexibles o teletrabajo, facilitando el manejo de citas médicas y periodos de descanso necesarios para la recuperación.

Delegar responsabilidades domésticas a familiares o amigos también es importante. La quimioterapia puede causar fatiga y otros efectos secundarios que dificultan la realización de tareas diarias. Aceptar la ayuda de seres queridos para tareas como la preparación de comidas, la limpieza del hogar y el cuidado de los niños puede aliviar la carga y permitirle concentrarse en su salud.

Organizar y distribuir las responsabilidades de esta manera no solo mejora su capacidad para enfrentar el tratamiento, sino que también proporciona un entorno de apoyo que contribuye positivamente a su bienestar emocional y físico durante el proceso de quimioterapia.

Apoyo de Familiares y Amigos

No dude en pedir ayuda a sus seres queridos durante el tratamiento de quimioterapia. Este proceso puede ser física y emocionalmente agotador, y el apoyo de familiares y amigos es esencial para afrontarlo con mayor fortaleza.

El apoyo de los seres queridos puede incluir asistencia práctica, como ayuda con tareas domésticas, preparación de comidas, y transporte a las citas médicas. También es vital para proporcionar apoyo emocional, ofreciendo un oído comprensivo y un hombro en el que apoyarse.

La presencia y la ayuda de familiares y amigos pueden aliviar la carga diaria, permitiendo que el paciente conserve energía y se concentre en su recuperación. Además, el apoyo emocional puede reducir el estrés y la ansiedad, mejorando el bienestar general durante el tratamiento.

Comunicación Abierta

Mantener una comunicación abierta con su familia y amigos sobre sus necesidades y sentimientos es crucial durante el tratamiento de quimioterapia. Expresar cómo se siente y lo que necesita permite a sus seres queridos comprender mejor su situación y ofrecer el apoyo adecuado.

Al compartir sus emociones, preocupaciones y el impacto del tratamiento, se crea un entorno de empatía y comprensión. Esto facilita la colaboración y la asistencia en tareas diarias, así como el apoyo emocional necesario para enfrentar los desafíos del tratamiento.

La comunicación clara y honesta también ayuda a evitar malentendidos y problemas. Cuando sus seres queridos entienden lo que está experimentando, pueden adaptar mejor su apoyo y asistencia a sus necesidades específicas. Esto puede incluir ayuda con las tareas del hogar, acompañamiento a citas médicas o simplemente estar presentes para brindar consuelo emocional.

En resumen, la comunicación abierta es fundamental para fortalecer el lazo con los seres queridos, creando un sistema de apoyo robusto que mejora la calidad de vida y el bienestar del paciente durante el tratamiento de quimioterapia.

Acompañamiento durante la Quimioterapia

Pedir a alguien de confianza que lo acompañe a las citas de quimioterapia puede proporcionar un valioso apoyo emocional y asistencia práctica. La presencia de un ser querido puede hacer que las sesiones sean menos estresantes y más llevaderas.

Tener a alguien a su lado ofrece consuelo y seguridad, ayudando a reducir la ansiedad y el miedo asociados con el tratamiento. Este acompañante puede tomar notas durante las consultas médicas, ayudar a recordar las instrucciones del médico y proporcionar distracción y compañía durante las infusiones.

Además, un acompañante puede asistir con tareas prácticas, como el transporte hacia y desde la clínica, y ayudar en la gestión de citas y medicamentos. Este tipo de apoyo permite al paciente concentrarse en su bienestar y recuperación, sabiendo que tiene un respaldo sólido en cada paso del proceso.

En resumen, el acompañamiento de un ser querido durante la quimioterapia mejora significativamente la experiencia del tratamiento, proporcionando apoyo emocional y práctico esencial.

Asistencia Doméstica

Aceptar ofertas de ayuda con tareas domésticas como la preparación de comidas, la limpieza y el cuidado de niños es crucial durante el tratamiento de quimioterapia. Estas tareas pueden ser agotadoras y difíciles de manejar debido a la fatiga y otros efectos secundarios del tratamiento. Al recibir asistencia, se alivia la carga diaria, permitiendo al paciente conservar energía y concentrarse en su recuperación.

La preparación de comidas nutritivas y fáciles de digerir puede ser especialmente útil para mantener una buena nutrición, esencial durante la quimioterapia. La ayuda con la limpieza asegura un entorno limpio y ordenado, lo que puede contribuir a un mayor bienestar físico y emocional.

Delegar el cuidado de los niños a familiares o amigos permite que el paciente descanse y se recupere sin preocupaciones adicionales. En resumen, aceptar asistencia doméstica es una forma práctica y efectiva de mejorar la calidad de vida y apoyar la recuperación durante el tratamiento de quimioterapia.

Importancia del Apoyo de los Seres Queridos

El apoyo de los seres queridos es fundamental durante el tratamiento de quimioterapia, ya que no solo facilita la gestión de las responsabilidades diarias, sino que también proporciona un respaldo emocional crucial. Este apoyo ayuda a aliviar la carga de tareas como la preparación de comidas, la limpieza y el cuidado de niños, permitiendo al paciente concentrarse en su recuperación.

Además, el respaldo emocional de familiares y amigos mejora significativamente la calidad de vida y el bienestar general del paciente. La presencia de personas queridas ofrece consuelo, reduce la sensación de aislamiento y proporciona motivación y esperanza. La compañía durante las citas médicas y los tratamientos puede hacer que estos momentos sean menos estresantes y más manejables.

El apoyo de los seres queridos es esencial para enfrentar los desafíos físicos y emocionales de la quimioterapia, brindando un entorno de cuidado y comprensión que favorece la recuperación y el bienestar del paciente.

Preparación Adecuada para la Quimioterapia

Prepararse adecuadamente para la quimioterapia puede hacer el proceso más llevadero y menos estresante. La clave está en la combinación de buena comunicación con el equipo médico, apoyo emocional y organización práctica.

La comunicación con el equipo médico es crucial. Hacer preguntas sobre el tratamiento, comprender los posibles efectos secundarios y saber cómo manejarlos permite una preparación informada. Este conocimiento reduce la ansiedad y ayuda a anticipar y manejar los desafíos.

El apoyo emocional es igualmente importante. Hablar con familiares, amigos y profesionales como psicólogos especializados en oncología puede ofrecer un respaldo esencial. Este apoyo proporciona un espacio seguro para expresar emociones y recibir consuelo.

La organización práctica también mejora la experiencia. Planificar el transporte, ajustar horarios de trabajo, delegar responsabilidades domésticas y crear un espacio de descanso en casa facilita la adaptación al tratamiento.

Capítulo 3:
Efectos Secundarios Comunes y Cómo Manejarlos

Efectos Secundarios Comunes de la Quimioterapia y Estrategias para Manejarlos

La quimioterapia es un tratamiento potente que puede causar una variedad de efectos secundarios. Conocer estos efectos y cómo manejarlos puede mejorar significativamente la calidad de vida durante el tratamiento. Aunque en otro apartado ya hemos hablado de este tema, pero es bueno reiterarlo:

Náuseas y Vómitos: Estos son efectos secundarios comunes. Para manejarlos, se pueden usar medicamentos antieméticos recetados por el médico. Comer comidas pequeñas y frecuentes, evitar alimentos grasos o muy condimentados, y mantenerse bien hidratado también puede ayudar a reducir las náuseas.

Fatiga: La fatiga es otra reacción común a la quimioterapia. Se recomienda equilibrar el descanso con actividades ligeras como caminar. Dormir bien durante la noche y tomar siestas cortas durante el día también pueden ser beneficiosos. Mantener una dieta equilibrada y una buena hidratación ayuda a combatir la fatiga.

Pérdida de Cabello: La quimioterapia puede causar pérdida de cabello, lo cual puede ser emocionalmente desafiante. Usar pelucas, sombreros o pañuelos puede ayudar a sentirse más cómodo con este cambio. Es importante usar champús suaves y mantener el cuero cabelludo hidratado.

Susceptibilidad a Infecciones

La quimioterapia puede debilitar el sistema inmunológico al reducir la cantidad de glóbulos blancos, que son cruciales para combatir infecciones. Esta reducción, conocida como neutropenia, aumenta la susceptibilidad a infecciones, lo que puede complicar el tratamiento y la recuperación.

Para prevenir infecciones durante la quimioterapia, es fundamental mantener una buena higiene. Lávese las manos con frecuencia usando agua y jabón, especialmente antes de comer y después de usar el baño. Evite tocarse la cara, especialmente la boca, la nariz y los ojos, para reducir el riesgo de introducir gérmenes en su cuerpo.

Es aconsejable evitar multitudes y el contacto cercano con personas enfermas. Si es inevitable estar en lugares concurridos, considere usar una mascarilla para protegerse de posibles patógenos. Además, asegúrese de mantener su entorno limpio, desinfectando regularmente las superficies que se tocan con frecuencia.

Seguir una dieta equilibrada también es crucial para mantener el sistema inmunológico lo más fuerte posible. Consuma alimentos ricos en vitaminas y minerales, especialmente aquellos que contienen vitamina C, zinc y proteínas, para apoyar la función inmunológica.

En algunos casos, su médico puede recomendar el uso de factores de crecimiento, como los factores estimulantes de colonias de granulocitos (G-CSF), para estimular la producción de glóbulos blancos y reducir el riesgo de infecciones. Estos medicamentos pueden ayudar a mantener un recuento adecuado de glóbulos blancos, mejorando su capacidad para combatir infecciones durante la quimioterapia.

Manejar los efectos secundarios de la quimioterapia implica una combinación de medicamentos, cambios en la dieta, ajustes en el estilo de vida y el apoyo emocional, lo cual contribuye a una mejor calidad de vida durante el tratamiento.

Es importante entender estos efectos y cómo mitigarlos para mejorar la calidad de vida durante el tratamiento.

Métodos para Aliviar la Náusea

La náusea es un efecto secundario común de la quimioterapia, pero hay varias estrategias para manejarla:

Medicamentos Antieméticos: Estos medicamentos, recetados por el médico, son efectivos para prevenir o reducir las náuseas y los vómitos. Es importante tomarlos según las indicaciones.

Dieta Adecuada: Comer comidas pequeñas y frecuentes puede ayudar a mantener el estómago lleno sin causar malestar. Evite alimentos grasos, muy condimentados o fritos, y opte por alimentos blandos y fáciles de digerir como arroz, plátanos y galletas saladas. Mantenerse bien hidratado es esencial, bebiendo sorbos pequeños de líquidos claros como agua, caldo o té de jengibre.

Formas de Manejar la Fatiga

La fatiga es otro efecto secundario común de la quimioterapia. Aquí hay algunas formas de manejarla:

Descanso Adecuado: Asegúrese de dormir bien por la noche y tome siestas cortas durante el día si es necesario. Escuche a su cuerpo y descanse cuando se sienta cansado.

Actividad Ligera: Realizar actividades ligeras como caminar puede ayudar a mejorar los niveles de energía y reducir la fatiga. El ejercicio moderado también puede mejorar el estado de ánimo y la calidad del sueño.

Planificación: Organice su día para incluir períodos de descanso entre las actividades. Delegue tareas cuando sea posible y no dude en pedir ayuda a familiares y amigos.

Consejos para Cuidar el Cabello y la Piel

La quimioterapia puede afectar el cabello y la piel, pero hay formas de cuidarlos:

Cuidado del Cabello: Use champús y acondicionadores suaves. Evite el uso de secadores de pelo, rizadores y tintes, que pueden dañar aún más el cabello. Considere usar pelucas, sombreros o pañuelos si la pérdida de cabello es significativa.

Cuidado de la Piel: Mantenga la piel hidratada usando lociones y cremas suaves. Evite productos que contengan alcohol o fragancias fuertes. Protéjase del sol usando protector solar y ropa protectora, ya que la piel puede volverse más sensible durante el tratamiento.

Estas estrategias combinadas pueden ayudar a mitigar algunos de los efectos secundarios más comunes de la quimioterapia, mejorando la calidad de vida y el bienestar general durante el tratamiento.

Cómo Fortalecer el Sistema Inmunológico y Prevenir Infecciones

Fortalecer el sistema inmunológico y prevenir infecciones es crucial durante el tratamiento de quimioterapia. Aquí hay algunas estrategias efectivas:

Nutrición Adecuada

Consuma una dieta equilibrada rica en frutas, verduras, proteínas magras y granos enteros. Alimentos ricos en vitaminas y minerales, especialmente vitamina C, vitamina D, zinc y antioxidantes, ayudan a fortalecer el sistema inmunológico. Evite alimentos crudos o poco cocidos que puedan contener bacterias.

Hidratación

Mantenerse bien hidratado es fundamental. Beber suficiente agua ayuda a mantener el cuerpo en óptimas condiciones y facilita la eliminación de toxinas.

Higiene Personal

Lávese las manos con frecuencia usando agua y jabón, especialmente antes de comer y después de usar el baño. Utilice desinfectante de manos cuando el lavado no sea posible. Evite tocarse la cara, especialmente la boca, la nariz y los ojos.

Ambiente Limpio

Mantenga su entorno limpio y desinfectado, especialmente las superficies que se tocan con frecuencia. Asegúrese de que las áreas de la cocina y el baño estén especialmente limpias.

Evitar Multitudes

Evite lugares concurridos y el contacto cercano con personas enfermas. Si debe estar en lugares públicos, considere usar una mascarilla para reducir el riesgo de infección.

Ejercicio Moderado

Realizar ejercicio moderado, como caminar, puede ayudar a fortalecer el sistema inmunológico. El ejercicio mejora la circulación, lo que permite a las células inmunitarias moverse más libremente por el cuerpo.

Descanso y Sueño

Dormir lo suficiente y descansar adecuadamente permite al cuerpo recuperarse y mantenerse fuerte.

Factores de Crecimiento

En algunos casos, su médico puede recomendar el uso de factores de crecimiento para estimular la producción de glóbulos blancos, ayudando a fortalecer el sistema inmunológico y reducir el riesgo de infecciones.

Mantener el Sistema Inmunológico Fuerte durante la Quimioterapia

Implementar estrategias para fortalecer el sistema inmunológico es crucial durante la quimioterapia, ya que el tratamiento puede debilitar la capacidad del cuerpo para combatir infecciones. Estas estrategias pueden mejorar la resistencia del paciente y facilitar una mejor tolerancia al tratamiento.

Nutrición e Hidratación

Consumir una dieta equilibrada y rica en nutrientes esenciales fortalece el sistema inmunológico. Alimentos como frutas, verduras, proteínas magras y granos enteros proporcionan vitaminas y minerales que son vitales para la función inmunológica. Beber suficiente agua ayuda a mantener el cuerpo hidratado y a eliminar toxinas.

Higiene y Ambiente

Practicar una buena higiene, como lavarse las manos con frecuencia y mantener el entorno limpio, reduce la exposición a gérmenes. Desinfectar superficies comunes y evitar tocarse la cara también son medidas preventivas importantes.

Evitar Multitudes

Reducir la exposición a multitudes y personas enfermas minimiza el riesgo de contraer infecciones. Usar mascarillas en lugares públicos y mantener el distanciamiento social son prácticas efectivas.

Ejercicio y Descanso

El ejercicio moderado, como caminar, mejora la circulación y ayuda a mantener el sistema inmunológico activo. Además, asegurar un descanso adecuado y dormir lo suficiente permite que el cuerpo se recupere y se mantenga fuerte.

Factores de Crecimiento

En casos donde el sistema inmunológico está particularmente comprometido, los médicos pueden recomendar factores de crecimiento para aumentar la producción de glóbulos blancos, fortaleciendo así la capacidad del cuerpo para combatir infecciones.

Al implementar estas estrategias, los pacientes pueden mantener un sistema inmunológico más fuerte, reducir el riesgo de infecciones y mejorar su capacidad para enfrentar los efectos de la quimioterapia, contribuyendo a una mejor calidad de vida y un tratamiento más efectivo.

Capítulo 4:
Cuidado de la Piel y las Uñas

En este capítulo, nos enfocamos en el cuidado de la piel y las uñas durante el tratamiento de quimioterapia.

Impacto de la Quimioterapia en la Piel y las Uñas

El tratamiento de quimioterapia, aunque eficaz contra el cáncer, puede causar diversos efectos secundarios en la piel y las uñas debido a su impacto en las células de rápida división. La quimioterapia no solo ataca las células cancerosas, sino también las células saludables que se dividen rápidamente, como las de la piel y las uñas.

La piel puede volverse seca, sensible y propensa a irritaciones, erupciones y descamación. Los pacientes pueden experimentar picazón, enrojecimiento y una sensación de tirantez en la piel. Estos cambios pueden hacer que la piel sea más vulnerable a las infecciones y otras complicaciones dermatológicas.

Las uñas, por otro lado, pueden volverse frágiles, quebradizas y presentar decoloraciones o estrías. Pueden desarrollarse infecciones alrededor de las cutículas debido a la debilidad de las uñas, y en casos graves, las uñas pueden desprenderse de su lecho.

Adoptar una rutina de cuidado adecuada puede ayudar a minimizar estos efectos secundarios, mejorando la comodidad y el bienestar general del paciente durante el tratamiento.

Para manejar estos efectos, es crucial adoptar una rutina de cuidado de la piel que incluya el uso de productos suaves y sin fragancia, así como la aplicación regular de cremas hidratantes para mantener la piel humectada. También es recomendable evitar la exposición excesiva al sol y usar protector solar con un alto factor de protección.

El cuidado de las uñas implica mantenerlas cortas y limpias para prevenir infecciones. Evitar el uso de esmaltes y productos químicos agresivos puede ayudar a mantener su integridad. Usar guantes al realizar tareas domésticas también es beneficioso para proteger tanto la piel como las uñas de productos de limpieza y otros irritantes.

Te proporcionamos consejos prácticos y detallados para el cuidado de la piel y las uñas, ayudando a minimizar los efectos secundarios y a mantener una apariencia saludable durante el tratamiento de quimioterapia.

Consejos Prácticos para el Cuidado de la Piel y las Uñas

Para minimizar los efectos secundarios de la quimioterapia y mantener una apariencia saludable, es crucial seguir algunos consejos prácticos para el cuidado de la piel y las uñas.

Cuidado de la Piel

Hidratación Regular: Aplique cremas hidratantes sin fragancia varias veces al día para mantener la piel humectada.

Protección Solar: Use protector solar con un alto factor de protección (SPF 30 o más) para proteger la piel sensible de los daños del sol.

Baños Cortos y Tibios: Evite los baños largos y calientes, ya que pueden resecar aún más la piel. Use agua tibia y jabones suaves.

Ropa Suave: Use ropa de algodón y materiales suaves para evitar irritaciones adicionales.

Cuidado de las Uñas

Mantenerlas Cortas y Limpias: Cortar las uñas regularmente y mantenerlas limpias puede prevenir infecciones.

Evitar Productos Químicos: No use esmaltes ni quitaesmaltes con acetona, ya que pueden debilitar aún más las uñas.

Usar Guantes: Al realizar tareas domésticas, use guantes para proteger las uñas y la piel de productos de limpieza y otros irritantes.

Hidratación de Uñas y Cutículas: Aplique aceite o crema hidratante en las uñas y cutículas para mantenerlas saludables y flexibles.

Estos cuidados pueden mejorar significativamente el confort y la apariencia durante la quimioterapia, contribuyendo a un mejor bienestar general.

Además, se abordamos recomendaciones sobre cuándo consultar a un dermatólogo para recibir tratamientos especializados si es necesario.

Cuándo Consultar a un Dermatólogo

Es importante saber cuándo consultar a un dermatólogo durante el tratamiento de quimioterapia para recibir tratamientos especializados. Si experimenta cambios severos en la piel o las uñas que no mejoran con cuidados básicos, es fundamental buscar ayuda profesional.

Señales de Alerta para la Piel

Irritación Persistente: Si la piel permanece seca, irritada o inflamada a pesar del uso regular de cremas hidratantes.

Si la piel permanece seca, irritada o inflamada a pesar del uso regular de cremas hidratantes, puede ser una señal de que necesita atención médica especializada. La irritación persistente puede manifestarse como enrojecimiento constante, descamación, picazón intensa o una sensación de tirantez que no se alivia con cuidados básicos.

Por Qué Consultar a un Dermatólogo

Un dermatólogo puede identificar la causa subyacente de la irritación persistente y recomendar tratamientos adecuados. Esto puede incluir cremas esteroides para reducir la inflamación, emolientes más potentes para la hidratación profunda o incluso pruebas para descartar infecciones o reacciones alérgicas.

Prevención de Complicaciones

La intervención temprana puede prevenir complicaciones mayores como infecciones secundarias, dermatitis severa o úlceras en la piel. Recibir tratamiento especializado no solo alivia el malestar, sino que también mejora la calidad de vida durante la quimioterapia, permitiendo que el paciente se concentre en su recuperación sin la distracción de problemas cutáneos persistentes.

Erupciones y Lesiones: Aparición de erupciones, ampollas o heridas que no cicatrizan, consulta al dermatólogo.

Erupciones y Lesiones

Durante el tratamiento de quimioterapia, la aparición de erupciones, ampollas o heridas que no cicatrizan es una señal de alerta que requiere la consulta a un dermatólogo.

Erupciones y Ampollas

La quimioterapia puede sensibilizar la piel, provocando erupciones y ampollas dolorosas. Si estas condiciones persisten o empeoran, a pesar de los cuidados básicos, es fundamental buscar atención especializada. Las erupciones pueden presentarse como manchas rojas, picazón intensa o bultos, mientras que las ampollas pueden llenarse de líquido y ser extremadamente sensibles.

Heridas que No Cicatrizan

Las heridas que no cicatrizan son preocupantes, ya que pueden indicar una infección o una reacción adversa a la quimioterapia. Estas heridas pueden ser dolorosas, mostrar signos de infección como enrojecimiento y pus, y pueden empeorar sin tratamiento adecuado.

Por Qué Consultar a un Dermatólogo

Un dermatólogo puede evaluar estas condiciones y proporcionar tratamientos especializados, como antibióticos tópicos o sistémicos para infecciones, cremas esteroides para reducir la inflamación y recomendaciones de cuidados específicos para promover la cicatrización. La intervención temprana puede prevenir complicaciones serias y mejorar el confort del paciente durante la quimioterapia.

Recibir atención especializada asegura un manejo adecuado de estas afecciones, mejorando significativamente la calidad de vida y permitiendo que el paciente se concentre en su recuperación.

Infecciones en la Piel

Otra señal de alerta durante la quimioterapia es la aparición de infecciones en la piel. Los síntomas de infección incluyen enrojecimiento, hinchazón, dolor y la presencia de pus. Estas infecciones pueden ocurrir debido a la debilitación del sistema inmunológico causada por la quimioterapia, que hace que el cuerpo sea más susceptible a las bacterias y otros patógenos.

Por Qué Consultar a un Dermatólogo

Es crucial consultar a un dermatólogo si se presentan estos síntomas, ya que las infecciones pueden propagarse rápidamente y causar complicaciones graves. Un dermatólogo puede diagnosticar correctamente la infección y prescribir el tratamiento adecuado, como antibióticos tópicos o sistémicos, para eliminar la infección y prevenir su propagación.

Prevención y Manejo

La intervención temprana no solo trata la infección actual, sino que también ayuda a prevenir futuras infecciones, protegiendo la salud general del paciente. Recibir tratamiento especializado asegura un manejo adecuado, mejorando la calidad de vida y permitiendo al paciente concentrarse en su recuperación sin las complicaciones adicionales de las infecciones cutáneas.

Señales de Alerta para las Uñas

Fragilidad Extrema: Uñas que se rompen o se desprenden fácilmente.

Dolor o Sensibilidad: Dolor persistente alrededor de las uñas o sensibilidad que no mejora.

Cambios Significativos: Decoloración severa, líneas horizontales profundas o separación de la uña del lecho ungueal.

Consultar a un dermatólogo puede proporcionar acceso a tratamientos especializados, como cremas medicadas, antibióticos o terapias específicas para proteger y reparar la piel y las uñas. La intervención temprana puede prevenir complicaciones mayores y mejorar la calidad de vida durante el tratamiento de quimioterapia.

La adopción de estas medidas de cuidado puede mejorar significativamente el bienestar y la calidad de vida durante este período desafiante.

Capítulo 5:
Superar Problemas Bucales y Dentales

En este capítulo, abordamos los problemas bucales y dentales que pueden surgir como efectos secundarios de la quimioterapia y las estrategias para superarlos. La quimioterapia puede causar diversos problemas en la boca, incluyendo sequedad, llagas, infecciones y sangrado de las encías.

Estos problemas no solo causan incomodidad y dolor, sino que también pueden dificultar la alimentación y el habla, afectando la calidad de vida del paciente.

Problemas Bucales y Dentales Causados por la Quimioterapia

La quimioterapia puede causar diversos problemas en la boca debido a su impacto en las células de rápida división, que incluye las células de la mucosa oral. Entre los problemas más comunes se encuentran la sequedad bucal (xerostomía), llagas (mucositis), infecciones y sangrado de las encías.

Sequedad Bucal

La sequedad bucal ocurre porque la quimioterapia puede afectar las glándulas salivales, reduciendo la producción de saliva. Esto no solo causa incomodidad, sino que también aumenta el riesgo de caries y enfermedades periodontales, ya que la saliva ayuda a proteger los dientes y las encías de bacterias dañinas.

La saliva tiene un papel crucial en la limpieza de la boca y la neutralización de los ácidos producidos por las bacterias. Cuando la producción de saliva disminuye, la boca se vuelve un ambiente más susceptible a la acumulación de placa y la proliferación de bacterias, aumentando el riesgo de caries.

Además, la falta de saliva puede dificultar la masticación y la deglución de los alimentos, lo que puede llevar a una mala nutrición.

La sequedad bucal también puede causar mal aliento y una sensación constante de sed, lo que afecta el bienestar general y la calidad de vida del paciente.

Para manejar la sequedad bucal, se recomienda beber pequeños sorbos de agua con frecuencia, chupar caramelos sin azúcar o masticar chicle sin azúcar para estimular la producción de saliva. El uso de enjuagues bucales diseñados para la sequedad bucal y la aplicación de geles hidratantes también puede proporcionar alivio.

Evitar bebidas con cafeína y alcohol, que pueden empeorar la sequedad, es esencial. Además, mantener una higiene bucal meticulosa, incluyendo el cepillado regular y el uso de hilo dental, es crucial para prevenir caries y enfermedades periodontales.

Consultar a un dentista para recibir recomendaciones específicas y posibles tratamientos, como saliva artificial, puede ser muy beneficioso. El manejo adecuado de la sequedad bucal puede mejorar significativamente la comodidad y la salud bucal del paciente durante el tratamiento de quimioterapia, ayudando a mantener una mejor calidad de vida.

Llagas y Mucositis

Las llagas o la mucositis son inflamaciones dolorosas en la boca que pueden dificultar la alimentación y el habla. Estas úlceras, que suelen aparecer en la mucosa oral, la lengua y las encías, son un efecto secundario común de la quimioterapia debido a su impacto en las células de rápida división en el revestimiento de la boca.

Las llagas pueden variar desde pequeñas irritaciones hasta grandes y dolorosas úlceras abiertas, haciendo que actividades cotidianas como comer y beber sean extremadamente incómodas.

Esta incomodidad puede llevar a que los pacientes eviten ciertos alimentos o incluso comer en general, lo que puede resultar en problemas de nutrición y pérdida de peso.

La incapacidad para mantener una dieta adecuada puede afectar negativamente la salud general y la capacidad del cuerpo para recuperarse y combatir infecciones. Además, la dificultad para hablar y tragar puede causar una gran frustración y aislamiento social, afectando el bienestar emocional del paciente.

Para manejar la mucositis, se recomienda mantener una higiene bucal meticulosa pero suave, utilizando cepillos de dientes de cerdas suaves y enjuagues bucales sin alcohol. Enjuagues con solución salina o bicarbonato de sodio pueden ayudar a aliviar el dolor y mantener la boca limpia.

Consumir alimentos blandos y fríos, como yogur, gelatina y purés, puede ser menos doloroso y más fácil de ingerir. Evitar alimentos picantes, ácidos o crujientes también puede prevenir la irritación adicional.

En casos severos, los médicos pueden recetar enjuagues bucales medicinales, analgésicos tópicos o medicamentos específicos para tratar la mucositis. Consultar a un dentista o un oncólogo sobre tratamientos adicionales, como terapias con láser de baja intensidad, puede ofrecer alivio y acelerar la curación de las llagas. Un manejo adecuado de la mucositis es crucial para mantener la nutrición y el bienestar general durante la quimioterapia.

Infecciones

La reducción en la capacidad del sistema inmunológico para combatir infecciones, causada por la quimioterapia, puede llevar a infecciones bucales como la candidiasis oral, una infección por hongos. La candidiasis se manifiesta como manchas blancas en la lengua, el interior de las mejillas, el paladar y la garganta.

Estas infecciones pueden causar dolor, enrojecimiento, hinchazón y una sensación de ardor en la boca. Si no se tratan adecuadamente, pueden dificultar la alimentación, el habla y el confort general.

La candidiasis oral es más común durante la quimioterapia debido a la disminución de glóbulos blancos, que son esenciales para combatir infecciones. El ambiente húmedo y cálido de la boca también favorece el crecimiento de hongos, especialmente cuando la producción de saliva disminuye, reduciendo su capacidad de mantener el equilibrio de microorganismos.

Para prevenir y manejar la candidiasis oral, es crucial mantener una buena higiene bucal. Cepillarse los dientes con un cepillo de cerdas suaves y usar hilo dental regularmente ayuda a mantener la boca limpia. Los enjuagues bucales antimicóticos recetados pueden ser necesarios para tratar la infección. Además, evitar alimentos y bebidas con alto contenido de azúcar puede limitar el crecimiento de hongos.

Beber suficiente agua y chupar caramelos sin azúcar puede ayudar a mantener la boca húmeda, lo que es esencial para prevenir infecciones. En casos severos, los médicos pueden prescribir medicamentos antimicóticos en forma de pastillas, enjuagues o geles para eliminar la infección.

Es importante consultar a un dentista o a un oncólogo si se sospecha una infección bucal. La intervención temprana y el tratamiento adecuado pueden prevenir complicaciones mayores, mejorar el confort y mantener la salud bucal durante el tratamiento de quimioterapia, contribuyendo a una mejor calidad de vida y un proceso de recuperación más suave.

Sangrado de las Encías

El sangrado de las encías puede ser un signo de enfermedades periodontales o de una respuesta inflamatoria exacerbada debido a la quimioterapia. La quimioterapia puede afectar las células de rápida división en las encías, debilitando los tejidos y haciéndolos más susceptibles a la inflamación y el sangrado.

Este sangrado no solo es doloroso y molesto, sino que también puede aumentar significativamente el riesgo de infecciones, ya que las encías inflamadas y sangrantes son más vulnerables a la invasión de bacterias.

Las enfermedades periodontales, como la gingivitis y la periodontitis, pueden desarrollarse o agravarse durante la quimioterapia debido a la reducción de la capacidad del cuerpo para combatir infecciones.

La gingivitis, una inflamación de las encías, puede progresar a periodontitis si no se trata, llevando a la pérdida de tejido y hueso que soportan los dientes. Además, el sangrado de las encías puede dificultar la alimentación y la higiene bucal, empeorando aún más la salud oral y general.

Para manejar el sangrado de las encías, es esencial mantener una buena higiene bucal, aunque de manera suave. Cepillarse los dientes con un cepillo de cerdas suaves y usar hilo dental con cuidado puede ayudar a reducir la inflamación sin causar más daño. Los enjuagues bucales antisépticos pueden ser recomendados por un dentista para reducir las bacterias en la boca y disminuir la inflamación.

También es importante evitar alimentos duros, crujientes o muy calientes que puedan irritar aún más las encías. Mantener una dieta equilibrada y rica en vitaminas y minerales puede apoyar la salud de las encías y el sistema inmunológico.

Si el sangrado de las encías persiste, es crucial consultar a un dentista. El profesional puede proporcionar tratamientos específicos, como limpiezas profesionales y recomendaciones de productos especializados, para manejar la inflamación y prevenir infecciones, mejorando así la salud bucal y la calidad de vida durante la quimioterapia.

Estos problemas bucales no solo causan incomodidad y dolor, sino que también pueden afectar significativamente la calidad de vida del paciente, dificultando actividades cotidianas como comer, hablar y dormir. Abordar estos problemas con una atención bucal adecuada y tratamientos específicos puede ayudar a mejorar el bienestar general del paciente durante la quimioterapia.

Discutimos la importancia de mantener una buena higiene bucal y cómo hacerlo de manera suave para evitar irritaciones adicionales. También exploramos el uso de enjuagues bucales específicos y otros tratamientos recomendados por dentistas y oncólogos para aliviar los síntomas. Además, se proporcionarán consejos sobre la dieta adecuada para minimizar la irritación bucal y recomendaciones sobre cuándo es necesario consultar a un dentista para recibir cuidados especializados.

Uso de enjuagues bucales específicos

El uso de enjuagues bucales específicos y otros tratamientos recomendados por dentistas y oncólogos puede ser fundamental para aliviar los síntomas bucales asociados con la quimioterapia.

Los enjuagues bucales sin alcohol y con ingredientes suaves, como el bicarbonato de sodio y la sal, pueden ayudar a mantener la boca limpia y reducir la irritación. Estos enjuagues son recomendados para prevenir infecciones y aliviar la sequedad bucal y las llagas.

Además de los enjuagues bucales caseros, los dentistas pueden recomendar enjuagues antimicrobianos o antimicóticos para tratar y prevenir infecciones como la candidiasis oral. Estos enjuagues ayudan a controlar el crecimiento de bacterias y hongos en la boca, proporcionando alivio de los síntomas y mejorando la salud bucal general.

Los dentistas también pueden prescribir geles hidratantes y saliva artificial para combatir la sequedad bucal. Estos productos ayudan a mantener la humedad en la boca, lo que es esencial para prevenir caries y enfermedades periodontales. En casos más severos, se pueden utilizar enjuagues medicinales que contienen anestésicos tópicos para aliviar el dolor de las llagas y la mucositis.

Los oncólogos y dentistas trabajan juntos para desarrollar un plan de cuidado bucal personalizado que aborde las necesidades específicas de cada paciente. Esto puede incluir la aplicación de tratamientos tópicos para reducir la inflamación de las encías, el uso de medicamentos para controlar el dolor y la recomendación de suplementos nutricionales para apoyar la salud bucal.

Mantener una buena higiene bucal con cepillado suave y uso de hilo dental, junto con estos tratamientos especializados, puede mejorar significativamente el confort del paciente y prevenir complicaciones adicionales.

La implementación de estos cuidados recomendados por profesionales de la salud asegura una mejor calidad de vida durante el tratamiento de quimioterapia, ayudando a los pacientes a manejar los efectos secundarios bucales de manera efectiva.

Este capítulo tiene como objetivo ofrecer una guía comprensiva y práctica para manejar los problemas bucales y dentales, ayudando a los pacientes a mantener una salud bucal óptima y a mejorar su bienestar general durante el tratamiento de quimioterapia.

Capítulo 6:
Salud Emocional y Mental

En este capítulo, exploramos la salud emocional y mental en el contexto de la quimioterapia y sus efectos. La quimioterapia no solo afecta el cuerpo físicamente, sino que también puede tener un impacto profundo en el bienestar emocional y mental de los pacientes.

Los desafíos físicos, como la fatiga, el dolor y los efectos secundarios visibles como la pérdida de cabello, pueden contribuir al estrés, la ansiedad y la depresión. Además, la incertidumbre sobre el tratamiento y el futuro, junto con las interrupciones en la vida cotidiana, pueden aumentar la carga emocional.

Este capítulo ofrecerá estrategias prácticas para manejar el estrés y la ansiedad durante el tratamiento de quimioterapia. Discutiremos la importancia de mantener una red de apoyo sólida, incluyendo familiares, amigos y profesionales de la salud mental, como psicólogos y consejeros especializados en oncología.

También exploraremos técnicas de relajación, como la meditación, el mindfulness y la respiración profunda, que pueden ayudar a reducir el estrés y mejorar el bienestar emocional.

Además, proporcionaremos consejos sobre cómo mantener una perspectiva positiva y encontrar esperanza y motivación durante el tratamiento. Compartiremos historias de resiliencia y recuperación para inspirar y fortalecer a los pacientes.

El objetivo de este capítulo es proporcionar herramientas y recursos para cuidar la salud emocional y mental, ayudando a los pacientes a enfrentar los desafíos de la quimioterapia con mayor fortaleza y optimismo. Al abordar de manera integral la salud emocional y mental, los pacientes pueden mejorar su calidad de vida y bienestar general durante todo el proceso de tratamiento.

Estrategias para manejar el estrés y la ansiedad por efecto secundario de la quimioterapia

Manejar el estrés y la ansiedad durante la quimioterapia es crucial para el bienestar general de los pacientes. Aquí hay algunas estrategias efectivas para enfrentar estos desafíos emocionales. Primero, mantener una red de apoyo sólida es esencial.

Hablar con familiares y amigos sobre las experiencias y emociones puede proporcionar un alivio significativo. Además, los grupos de apoyo para pacientes con cáncer ofrecen un espacio para compartir y recibir comprensión de personas que enfrentan situaciones similares.

Las técnicas de relajación, como la meditación, el mindfulness y la respiración profunda, pueden ayudar a calmar la mente y reducir el estrés. La meditación y el mindfulness enseñan a los pacientes a enfocarse en el presente, lo que puede reducir la ansiedad sobre el futuro.

La respiración profunda, por su parte, ayuda a aliviar el estrés físico y emocional, promoviendo un estado de calma.

Otra estrategia útil es la terapia cognitiva conductual (TCC), que se centra en cambiar patrones de pensamiento negativos y comportamientos a través de la reestructuración cognitiva y la relajación.

La Terapia Cognitiva Conductual (TCC) para ayudar a los pacientes a manejar el estrés y la ansiedad

Los psicólogos especializados en oncología desempeñan un papel crucial en el apoyo a los pacientes durante el tratamiento de quimioterapia, ofreciendo sesiones de Terapia Cognitiva Conductual (TCC) para manejar el estrés y la ansiedad de manera efectiva. La TCC es una intervención terapética que se centra en identificar y cambiar patrones de pensamiento y comportamientos negativos que contribuyen al estrés y la ansiedad.

Durante las sesiones de TCC, los psicólogos trabajan con los pacientes para reestructurar pensamientos negativos y fomentar una mentalidad más positiva y constructiva.

Este enfoque ayuda a los pacientes a reconocer y desafiar creencias irracionales sobre el tratamiento y su situación, permitiéndoles desarrollar perspectivas más realistas y menos estresantes. Además, los psicólogos enseñan técnicas de relajación y manejo del estrés, como la respiración profunda, la meditación y el mindfulness, que los pacientes pueden utilizar para calmarse en momentos de ansiedad.

La TCC también incluye la enseñanza de estrategias para el manejo de la ansiedad a largo plazo, proporcionando a los pacientes, herramientas para afrontar los desafíos de la quimioterapia y el impacto emocional de la enfermedad. Estas estrategias pueden incluir la planificación de actividades placenteras y la reestructuración de rutinas diarias para incluir momentos de autocuidado y relajación.

El apoyo de los psicólogos especializados en oncología y la implementación de la TCC pueden mejorar significativamente el bienestar emocional de los pacientes, ayudándoles a enfrentar el tratamiento con una actitud más positiva y resiliente.

Al abordar el estrés y la ansiedad de manera proactiva, los pacientes pueden mejorar su calidad de vida y su capacidad para manejar los efectos físicos y emocionales de la quimioterapia, logrando una mejor salud mental durante el proceso de tratamiento.

Además, mantener una rutina regular y equilibrada de ejercicio físico moderado, como caminar o hacer yoga, puede mejorar el estado de ánimo y reducir el estrés. El ejercicio libera endorfinas, conocidas como "hormonas de la felicidad", que ayudan a contrarrestar la ansiedad y la depresión.

En conjunto, las estrategias para manejar el estrés y la ansiedad durante la quimioterapia incluyen el apoyo social, técnicas de relajación, terapia cognitiva conductual y ejercicio físico. Implementar estas prácticas puede mejorar significativamente el bienestar emocional y la calidad de vida de los pacientes durante el tratamiento.

Importancia de la terapia y el apoyo psicológico

La terapia y el apoyo psicológico son cruciales para los pacientes que reciben quimioterapia, ya que estos tratamientos pueden tener un impacto profundo en la salud emocional y mental. La quimioterapia no solo afecta el cuerpo físicamente, sino que también puede generar estrés, ansiedad y depresión debido a los efectos secundarios y la incertidumbre sobre el futuro.

El apoyo psicológico, como la terapia con un psicólogo especializado en oncología, es crucial para los pacientes con cáncer, ya que les ofrece un espacio seguro y confidencial para expresar sus miedos, preocupaciones y emociones.

Enfrentar un diagnóstico de cáncer y el tratamiento que sigue puede ser abrumador, y la terapia proporciona un entorno donde los pacientes pueden explorar sus sentimientos sin temor a ser juzgados.

Una de las técnicas más efectivas utilizadas en este contexto es la Terapia Cognitiva Conductual (TCC). La TCC se centra en identificar y reestructurar pensamientos negativos que pueden contribuir a la ansiedad, el estrés y la depresión. A través de esta terapia, los pacientes aprenden a reconocer patrones de pensamiento no saludables y a reemplazarlos con perspectivas más positivas y realistas.

Esto no solo ayuda a reducir el estrés y la ansiedad, sino que también les permite afrontar el tratamiento y sus desafíos de manera más resiliente.

Además, la terapia ofrece estrategias prácticas para manejar el estrés, como técnicas de relajación y manejo del tiempo, que pueden ser esenciales durante el tratamiento.

Al recibir este tipo de apoyo, los pacientes están mejor equipados para mantener una mentalidad positiva, lo que puede mejorar tanto su bienestar emocional como su calidad de vida durante el tratamiento del cáncer.

Además, el apoyo psicológico fomenta el bienestar emocional, lo que es crucial para la recuperación física. Un estado mental saludable puede mejorar la respuesta del cuerpo al tratamiento, reducir la percepción de los síntomas y aumentar la adherencia a las recomendaciones médicas.

La terapia y el apoyo psicológico son fundamentales para mejorar la calidad de vida y el bienestar general de los pacientes durante el tratamiento de quimioterapia.

Capítulo 7:
Nutrición y Dieta

En este capítulo, abordamos la importancia de la nutrición y la dieta durante el tratamiento del cáncer, centrándonos en varios aspectos clave para mantener la salud y el bienestar.

Primero, discutimos la importancia de una alimentación balanceada, que es crucial para proporcionar al cuerpo los nutrientes necesarios para enfrentar el tratamiento y promover la recuperación.

Luego, exploramos los alimentos recomendados y aquellos que se deben evitar, con el fin de apoyar el sistema inmunológico y reducir los efectos secundarios del tratamiento.

También analizamos el uso de suplementos nutricionales para complementar la dieta y asegurar una ingesta adecuada de vitaminas y minerales esenciales.

Por último, compartimos recetas fáciles y nutritivas, que son adecuadas para pacientes con cáncer, ofreciendo opciones prácticas y saludables para incorporar en la rutina diaria.

Este capítulo proporciona una guía completa para ayudar a los pacientes a mantener una nutrición óptima, mejorar su calidad de vida y apoyar su proceso de recuperación durante el tratamiento del cáncer.

Importancia de una alimentación balanceada

La importancia de una alimentación balanceada durante el tratamiento del cáncer es crucial para proporcionar al cuerpo los nutrientes necesarios para enfrentar el tratamiento y promover la recuperación.

Una dieta equilibrada ayuda a mantener la energía, fortalecer el sistema inmunológico y reparar tejidos dañados. Durante la quimioterapia o la radioterapia, el cuerpo requiere más proteínas, vitaminas y minerales para combatir la enfermedad y recuperarse de los efectos secundarios.

Además, una alimentación balanceada puede ayudar a mitigar algunos efectos secundarios del tratamiento, como la fatiga, la pérdida de peso y la debilidad. Consumir una variedad de alimentos ricos en nutrientes, como frutas, verduras, proteínas magras, granos enteros y grasas saludables, asegura que el cuerpo reciba los componentes esenciales que necesita para funcionar correctamente.

Mantener una buena nutrición también puede mejorar el estado de ánimo y la calidad de vida, proporcionando la energía necesaria para enfrentar los desafíos diarios del tratamiento. En resumen, una alimentación balanceada es fundamental para apoyar la salud general, mejorar la tolerancia al tratamiento y acelerar el proceso de recuperación durante el tratamiento del cáncer.

Alimentos Recomendados y a Evitar Durante el Tratamiento del Cáncer

Alimentos Recomendados

Frutas y Verduras: Ricas en vitaminas, minerales y antioxidantes.

Las frutas y verduras son fundamentales durante el tratamiento del cáncer porque son ricas en vitaminas, minerales y antioxidantes, que son esenciales para mantener la salud general y fortalecer el sistema inmunológico. Las vitaminas y minerales, como la vitamina C, vitamina A, potasio y magnesio, ayudan a apoyar las funciones corporales cruciales y a reparar tejidos dañados.

Los antioxidantes presentes en frutas y verduras, como los beta carotenos, licopenos y flavonoides, ayudan a proteger las células del daño causado por los radicales libres, que pueden aumentar durante el tratamiento del cáncer. Este daño celular puede comprometer la recuperación y la efectividad del tratamiento.

Además, las frutas y verduras son una fuente importante de fibra, que es esencial para mantener una buena salud digestiva. La fibra ayuda a regular el tránsito intestinal, lo que puede ser particularmente beneficioso para contrarrestar el estreñimiento, un efecto secundario común de algunos tratamientos contra el cáncer.

Así que, el consumo regular de frutas y verduras proporciona al cuerpo los nutrientes necesarios para enfrentar los efectos secundarios del tratamiento del cáncer, apoyar el sistema inmunológico y promover una recuperación más rápida y efectiva.

Ejemplos de Frutas y Verduras Beneficiosas

Bayas

Ejemplos: Fresas, arándanos, frambuesas.

Beneficios: Ricas en antioxidantes como las antocianinas y la vitamina C, que ayudan a combatir el daño celular y fortalecen el sistema inmunológico.

Cítricos

Ejemplos: Naranjas, limones, pomelos.

Beneficios: Altos en vitamina C, que es crucial para la reparación de tejidos y el fortalecimiento del sistema inmunológico. También contienen flavonoides, que tienen propiedades anti-inflamatorias y antioxidantes.

Zanahorias

Beneficios: Ricas en betacaroteno, que el cuerpo convierte en vitamina A, esencial para la salud ocular, la función inmunológica y la reparación de tejidos. También tienen propiedades antioxidantes.

Espinacas

Beneficios: Altas en hierro, calcio, magnesio y vitaminas A, C y K. Estos nutrientes son vitales para la formación de sangre, la salud ósea y la función celular. Las espinacas también contienen antioxidantes como la luteína y la zeaxantina.

Brócoli

Beneficios: Contiene sulforafano, un compuesto que tiene propiedades anticancerígenas. También es rico en vitamina C, vitamina K, ácido fólico y fibra, que ayudan a la salud digestiva y al fortalecimiento del sistema inmunológico.

En conjunto, estas frutas y verduras ofrecen una amplia gama de nutrientes que apoyan la salud general, fortalecen el sistema inmunológico y ayudan a combatir los efectos secundarios del tratamiento del cáncer.

Proteínas Magras:

Esenciales para la reparación de tejidos y la función inmunológica.

Las proteínas magras son esenciales durante el tratamiento del cáncer porque desempeñan un papel crucial en la reparación de tejidos y la función inmunológica. Las proteínas proporcionan los aminoácidos necesarios para reparar y construir nuevos tejidos, lo cual es vital ya que el tratamiento del cáncer puede dañar las células sanas junto con las cancerosas. Este proceso de reparación es fundamental para la recuperación y la regeneración del cuerpo.

Además, las proteínas magras apoyan la función inmunológica, ya que los anticuerpos y otras proteínas del sistema inmunitario dependen de un suministro adecuado de aminoácidos para combatir infecciones y enfermedades. Durante la quimioterapia o la radioterapia, el sistema inmunológico puede debilitarse, por lo que una ingesta adecuada de proteínas ayuda a mantener su eficiencia.

Fuentes de proteínas magras incluyen pollo, pavo, pescado, huevos, legumbres y productos lácteos bajos en grasa. Estas opciones proporcionan proteínas de alta calidad sin las grasas saturadas y el colesterol que se encuentran en las carnes rojas y procesadas, lo que es beneficioso para la salud cardiovascular y general.

Ejemplos de Proteínas Magras Beneficiosas

Pollo

Beneficios: El pollo es una excelente fuente de proteínas de alta calidad que ayuda a reparar tejidos y mantener la función inmunológica. Es bajo en grasas saturadas, especialmente si se consume sin piel.

Pavo

Beneficios: Similar al pollo, el pavo ofrece proteínas magras con bajo contenido de grasa. También es una buena fuente de vitaminas B, que son importantes para la energía y el metabolismo celular.

Pescado

Beneficios: El pescado, especialmente variedades como el salmón, la trucha y el atún, es rico en ácidos grasos omega-3, que tienen propiedades antiinflamatorias y pueden ayudar a mantener la salud del corazón y el cerebro. Además, el pescado proporciona proteínas de alta calidad.

Huevos

Beneficios: Los huevos son una fuente completa de proteínas, ya que contienen todos los aminoácidos esenciales que el cuerpo necesita. También son ricos en vitaminas y minerales como la vitamina B12, la vitamina D y el selenio, que apoyan la salud inmunológica.

Legumbres

Ejemplos: Frijoles, lentejas, garbanzos.

Beneficios: Las legumbres son una excelente fuente de proteínas vegetales, fibra y una variedad de nutrientes como el hierro y el folato. Ayudan a mantener la salud digestiva y proporcionan energía sostenida, además de ser una opción libre de colesterol.

Estas fuentes de proteínas magras son esenciales para apoyar la reparación de tejidos, mantener la función inmunológica y proporcionar energía durante el tratamiento del cáncer.

Granos Enteros:

Proporcionan energía sostenida y fibra.

Los granos enteros son esenciales en la dieta de los pacientes con cáncer porque proporcionan energía sostenida y una importante cantidad de fibra. La energía sostenida proviene de los carbohidratos complejos presentes en los granos enteros, que se digieren más lentamente y liberan glucosa gradualmente en el torrente sanguíneo.

Esto ayuda a mantener niveles de energía constantes y evita picos y caídas bruscas de azúcar en la sangre, lo que es crucial para mantener la fuerza y la vitalidad durante el tratamiento.

Además, los granos enteros son una excelente fuente de fibra dietética, que es vital para la salud digestiva. La fibra ayuda a regular el tránsito intestinal, previniendo el estreñimiento, un efecto secundario común de algunos tratamientos contra el cáncer. También contribuye a la sensación de saciedad, lo que puede ayudar a mantener un peso saludable.

Ejemplos de granos enteros incluyen avena, arroz integral, quinoa, y pan integral. Estos alimentos no solo son ricos en carbohidratos complejos y fibra, sino que también contienen vitaminas y minerales importantes, como el hierro, el magnesio y

las vitaminas del grupo B, que apoyan diversas funciones corporales y ayudan en la recuperación y el mantenimiento de la
salud general durante el tratamiento del cáncer.

Ejemplos de Granos Enteros Beneficiosos

Avena

Beneficios: La avena es rica en fibra soluble, especialmente beta-glucanos, que ayudan a mantener niveles saludables de colesterol y azúcar en la sangre. También proporciona una fuente sostenida de energía y contiene vitaminas y minerales como el magnesio y el zinc, que apoyan la salud inmunológica y metabólica.

Arroz Integral

Beneficios: El arroz integral es una excelente fuente de carbohidratos complejos y fibra, que ayudan a regular el tránsito intestinal y proporcionan energía duradera. También contiene vitaminas del grupo B, magnesio y antioxidantes, que son esenciales para la salud general y la recuperación.

Quinoa

Beneficios: La quinoa es una proteína completa, lo que significa que contiene todos los aminoácidos esenciales. Además, es rica en fibra, hierro, magnesio y antioxidantes, lo que la convierte en un superalimento ideal para apoyar la salud cardiovascular, digestiva y la función inmunológica.

Pan Integral

Beneficios: El pan integral, hecho con harina de trigo integral, es una buena fuente de fibra dietética y carbohidratos complejos, proporcionando energía sostenida. También es rico en vitaminas del grupo B, hierro y zinc, que son importantes para la producción de energía y la salud inmunológica.

Estos granos enteros ofrecen nutrientes esenciales que apoyan la salud digestiva, proporcionan energía sostenida y contribuyen a la recuperación y el bienestar general durante el tratamiento del cáncer.

Lácteos o Alternativas Fortificadas:

Fuentes de calcio y vitamina D.

Los lácteos y las alternativas fortificadas son esenciales durante el tratamiento del cáncer porque proporcionan importantes fuentes de calcio y vitamina D. El calcio es crucial para mantener la salud ósea, lo que es especialmente importante para los pacientes de cáncer, ya que algunos tratamientos pueden debilitar los huesos.

La vitamina D, por su parte, es vital para la absorción del calcio y también desempeña un papel en el fortalecimiento del sistema inmunológico y la salud muscular.

Los productos lácteos como la leche baja en grasa, el yogur y el queso proporcionan estas vitaminas y minerales en una forma fácilmente absorbible.

Para aquellos que son intolerantes a la lactosa o prefieren evitar los productos animales, las alternativas fortificadas, como la leche de almendra, soja o avena, son excelentes opciones. Estas alternativas están enriquecidas con calcio y vitamina D para asegurar que se satisfacen las necesidades nutricionales.

Además, los lácteos y sus alternativas fortificadas también pueden ser una buena fuente de proteínas y otros nutrientes esenciales como el fósforo y el magnesio, que son importantes para la función celular y la salud general. En resumen, incluir lácteos o alternativas fortificadas en la dieta ayuda a mantener huesos fuertes, apoyar el sistema inmunológico y mejorar la recuperación durante el tratamiento del cáncer.

Ejemplos de Lácteos y Alternativas Fortificadas Beneficiosas

Leche Baja en Grasa

Beneficios: La leche baja en grasa es una excelente fuente de calcio y vitamina D, esenciales para la salud ósea y la absorción de calcio. También proporciona proteínas de alta calidad y otros nutrientes importantes como el fósforo y el magnesio, que son cruciales para la función celular y la salud general.

Yogur

Beneficios: El yogur, especialmente el yogur bajo en grasa o sin grasa, ofrece una buena cantidad de calcio y vitamina D. Además, contiene probióticos, que son beneficiosos para la salud digestiva. Los probióticos pueden ayudar a mantener un equilibrio saludable de bacterias en el intestino, lo cual es importante durante el tratamiento del cáncer para prevenir problemas digestivos.

Leche de Almendra Fortificada

Beneficios: La leche de almendra fortificada es una excelente alternativa para quienes son intolerantes a la lactosa o prefieren evitar los productos lácteos.

Está enriquecida con calcio y vitamina D, proporcionando los mismos beneficios esenciales para la salud ósea y la absorción de nutrientes. Además, es baja en calorías y no contiene grasas saturadas, lo que la convierte en una opción saludable para apoyar la salud cardiovascular.

Estas opciones de lácteos y alternativas fortificadas aseguran que los pacientes reciban los nutrientes necesarios para mantener huesos fuertes y apoyar el sistema inmunológico, mejorando así su bienestar general durante el tratamiento del cáncer.

Grasas Saludables:

Las grasas saludables son fundamentales durante el tratamiento del cáncer porque desempeñan roles cruciales en la salud del corazón y la absorción de vitaminas. Las grasas saludables, como las mono insaturadas y poliinsaturadas, ayudan a mantener niveles óptimos de colesterol, reduciendo el riesgo de enfermedades cardiovasculares.

Estas grasas también son esenciales para la absorción de vitaminas liposolubles, como las vitaminas A, D, E y K, que son vitales para diversas funciones corporales, incluyendo la inmunidad, la salud ósea y la protección celular.

Fuentes de grasas saludables incluyen el aceite de oliva, aguacates, nueces y semillas, y pescados grasos como el salmón y la trucha. El aceite de oliva, por ejemplo, es rico en ácidos grasos mono insaturados y antioxidantes, que tienen propiedades antiinflamatorias y protectoras del corazón.

Los aguacates y las nueces proporcionan ácidos grasos omega-3 y omega-6, que son esenciales para la función cerebral y la salud cardiovascular.

Incluir grasas saludables en la dieta también puede ayudar a mejorar el sabor y la textura de los alimentos, facilitando el consumo de una dieta equilibrada y nutritiva. En resumen, las grasas saludables son esenciales para apoyar la salud cardiovascular, mejorar la absorción de vitaminas y proporcionar energía, contribuyendo al bienestar general durante el tratamiento del cáncer.

Ejemplos de Grasas Saludables Beneficiosas

Aguacate

Beneficios: El aguacate es rico en ácidos grasos monoinsaturados, que son beneficiosos para la salud del corazón. También contiene fibra, potasio, y vitaminas E y C, que ayudan a reducir la inflamación y a mejorar la salud cardiovascular y digestiva.

Aceite de Oliva

Beneficios: El aceite de oliva, especialmente el extra virgen, es una excelente fuente de ácidos grasos monoinsaturados y antioxidantes. Tiene propiedades antiinflamatorias y puede ayudar a reducir el riesgo de enfermedades cardíacas. También mejora la absorción de vitaminas liposolubles en los alimentos.

Nueces

Beneficios: Las nueces son ricas en ácidos grasos omega-3 y omega-6, que son esenciales para la salud del cerebro y del corazón. También contienen proteínas, fibra y antioxidantes, que ayudan a reducir la inflamación y a mantener niveles saludables de colesterol.

Semillas de Chía

Beneficios: Las semillas de chía son una fuente excelente de ácidos grasos omega-3, fibra, proteínas y antioxidantes. Ayudan a mejorar la salud cardiovascular, la digestión y la regulación de los niveles de azúcar en la sangre. También contribuyen a la salud ósea debido a su contenido de calcio y magnesio.

Estas fuentes de grasas saludables son esenciales para apoyar la salud del corazón, mejorar la absorción de vitaminas y proporcionar energía, contribuyendo al bienestar general durante el tratamiento del cáncer.

Alimentos a Evitar

Alimentos Procesados y Azucarados:

Evitar alimentos procesados y azucarados es crucial durante el tratamiento del cáncer, ya que pueden debilitar el sistema inmunológico y causar inflamación. Los alimentos procesados, que a menudo contienen altos niveles de grasas trans, sodio y aditivos químicos, pueden aumentar la inflamación en el cuerpo y comprometer la capacidad del sistema inmunológico para combatir infecciones.

Además, estos alimentos suelen tener un bajo contenido nutricional, lo que significa que no proporcionan los nutrientes necesarios para apoyar la salud y la recuperación.

El consumo excesivo de azúcares añadidos, presentes en refrescos, dulces y productos de repostería, puede causar picos y caídas bruscas en los niveles de azúcar en la sangre, lo que contribuye a la fatiga y debilita aún más el sistema inmunológico.

El exceso de azúcar también puede promover un entorno proinflamatorio en el cuerpo, exacerbando los efectos secundarios del tratamiento del cáncer y afectando negativamente la salud general.

Para mantener un sistema inmunológico fuerte y reducir la inflamación, es recomendable optar por alimentos frescos y naturales, como frutas, verduras, proteínas magras y granos enteros.

Estos alimentos proporcionan los nutrientes esenciales que el cuerpo necesita para enfrentar el tratamiento y promover una recuperación más rápida y efectiva.

Ejemplos de Alimentos a Evitar

Refrescos

Razón para evitar: Los refrescos contienen altas cantidades de azúcar y calorías vacías, lo que puede causar picos de azúcar en la sangre, debilitar el sistema inmunológico y aumentar la inflamación. Además, suelen contener aditivos y conservantes que no aportan ningún beneficio nutricional.

Dulces

Razón para evitar: Los dulces están cargados de azúcares refinados que pueden promover la inflamación y contribuir a la fatiga. El consumo excesivo de azúcar puede interferir con la capacidad del cuerpo para combatir infecciones y afectar negativamente la salud general.

Alimentos Fritos

Razón para evitar: Los alimentos fritos contienen grasas trans y altos niveles de grasas saturadas, que pueden aumentar la inflamación y el riesgo de enfermedades cardíacas. También son difíciles de digerir y pueden causar molestias gastrointestinales.

Snacks Empaquetados

Razón para evitar: Los snacks empaquetados a menudo están llenos de sodio, conservantes, grasas trans y azúcares añadidos. Estos ingredientes pueden debilitar el sistema inmunológico, causar inflamación y no proporcionar los nutrientes necesarios para una recuperación adecuada durante el tratamiento del cáncer.

Evitar estos alimentos y optar por opciones frescas y nutritivas ayuda a mantener el sistema inmunológico fuerte y reduce la inflamación, mejorando la salud general y apoyando la recuperación durante el tratamiento del cáncer.

Carnes Rojas y Procesadas:

Las carnes rojas y procesadas están asociadas con un mayor riesgo de inflamación y ciertos tipos de cáncer, lo que las convierte en alimentos a evitar durante el tratamiento del cáncer.

El consumo frecuente de carnes rojas, como la carne de res, cerdo y cordero, se ha vinculado a un aumento en la inflamación sistémica debido a su alto contenido de grasas saturadas. Esta inflamación puede interferir con la capacidad del cuerpo para combatir el cáncer y puede exacerbar los efectos secundarios del tratamiento.

Las carnes procesadas, como el tocino, las salchichas y los embutidos, contienen conservantes y aditivos como nitratos y nitritos, que se han relacionado con un mayor riesgo de desarrollar cáncer colorrectal y otros tipos de cáncer.

Estos productos también suelen tener un alto contenido de sodio y grasas trans, lo que contribuye a la inflamación y aumenta el riesgo de enfermedades cardiovasculares.

Optar por fuentes de proteínas más saludables, como pollo, pavo, pescado, legumbres y productos lácteos bajos en grasa, puede ayudar a reducir la inflamación y proporcionar los nutrientes necesarios para apoyar la salud y la recuperación durante el tratamiento del cáncer. Evitar las carnes rojas y procesadas es una medida importante para mejorar el bienestar general y reducir los riesgos asociados con el cáncer.

Ejemplos de Carnes Rojas y Procesadas a Evitar

Tocino

Razón para evitar: El tocino contiene altos niveles de grasas saturadas y sodio, lo que puede aumentar la inflamación y el riesgo de enfermedades cardiovasculares. Además, los conservantes como los nitratos utilizados en su curado se han relacionado con un mayor riesgo de ciertos tipos de cáncer, como el cáncer colorrectal.

Salchichas

Razón para evitar: Las salchichas suelen estar hechas de carnes procesadas y contienen conservantes, aditivos y altas cantidades de sodio. Estos ingredientes pueden contribuir a la inflamación y aumentar el riesgo de cáncer. Las grasas trans presentes en muchas salchichas también pueden tener efectos negativos en la salud cardiovascular.

Carnes Enlatadas

Razón para evitar: Las carnes enlatadas, como el corned beef o el spam, están altamente procesadas y contienen conservantes y aditivos que pueden ser perjudiciales para la salud. Además, suelen ser altas en sodio y grasas saturadas, lo que puede aumentar la inflamación y el riesgo de desarrollar enfermedades crónicas, incluido el cáncer.

Evitar estos tipos de carnes y optar por alternativas más saludables puede ayudar a reducir la inflamación y el riesgo de cáncer, mejorando así la salud general y el bienestar durante el tratamiento del cáncer.

Bebidas Alcohólicas:

Las bebidas alcohólicas deben evitarse durante el tratamiento del cáncer porque pueden interferir con la efectividad del tratamiento y debilitar el sistema inmunológico.

El alcohol puede interactuar negativamente con los medicamentos de quimioterapia, reduciendo su eficacia y aumentando los efectos secundarios. Además, el consumo de alcohol puede sobrecargar el hígado, que ya está trabajando intensamente para procesar los medicamentos y eliminar las toxinas del cuerpo.

El alcohol también puede debilitar el sistema inmunológico, lo que es especialmente preocupante para los pacientes con cáncer que ya están más susceptibles a las infecciones.

Beber alcohol puede afectar la producción y función de las células inmunitarias, lo que disminuye la capacidad del cuerpo para combatir infecciones y enfermedades. Además, el alcohol puede causar inflamación y daño a los tejidos, lo que puede complicar aún más la recuperación y aumentar el riesgo de efectos adversos.

Optar por bebidas no alcohólicas y mantenerse bien hidratado con agua, jugos naturales y tés de hierbas puede ayudar a mantener el sistema inmunológico fuerte y apoyar el cuerpo en la lucha contra el cáncer. Evitar las bebidas alcohólicas es una medida importante para maximizar la efectividad del tratamiento y promover la recuperación y el bienestar general.

Lácteos Enteros y Grasas Saturadas:

Los lácteos enteros y las grasas saturadas deben evitarse durante el tratamiento del cáncer porque pueden contribuir a la inflamación y a problemas cardiovasculares. Los productos lácteos enteros, como la leche entera, la mantequilla y los quesos altos en grasa, contienen altos niveles de grasas saturadas. Estas grasas pueden aumentar los niveles de colesterol LDL (colesterol "malo") en la sangre, lo que incrementa el riesgo de enfermedades del corazón.

Además, las grasas saturadas presentes en estos productos pueden promover la inflamación sistémica. La inflamación crónica es un factor que puede complicar el tratamiento del cáncer y empeorar los efectos secundarios, debilitando el sistema inmunológico y reduciendo la capacidad del cuerpo para combatir la enfermedad.

Optar por alternativas bajas en grasa, como la leche descremada, el yogur bajo en grasa y los quesos bajos en grasa, puede ayudar a reducir la ingesta de grasas saturadas. Estas opciones no solo son mejores para la salud cardiovascular, sino que también proporcionan los nutrientes necesarios sin contribuir a la inflamación.

Evitar los lácteos enteros y las grasas saturadas es crucial para minimizar la inflamación y proteger la salud cardiovascular, lo que es esencial para apoyar el tratamiento del cáncer y promover una recuperación más efectiva y saludable.

Ejemplos de Lácteos Enteros y Grasas Saturadas a Evitar

Mantequilla

Razón para evitar: La mantequilla es alta en grasas saturadas, que pueden aumentar los niveles de colesterol LDL y promover la inflamación. Esto puede incrementar el riesgo de enfermedades cardiovasculares y complicar el tratamiento del cáncer.

Quesos Altos en Grasa

Razón para evitar: Los quesos altos en grasa, como el cheddar, el brie y el gouda, contienen grandes cantidades de grasas saturadas. Estas grasas pueden contribuir a la inflamación y a problemas cardiovasculares, afectando negativamente la salud general y la recuperación.

Crema

Razón para evitar: La crema, incluyendo la crema de leche y la nata, es muy rica en grasas saturadas. El consumo regular puede elevar el colesterol LDL y aumentar la inflamación, lo que puede ser perjudicial durante el tratamiento del cáncer.

Evitar estos productos y optar por alternativas bajas en grasa puede ayudar a reducir la inflamación y proteger la salud cardiovascular, mejorando así la efectividad del tratamiento y el bienestar general durante la recuperación.

Alimentos Crudos o Poco Cocidos:

Durante el tratamiento del cáncer, es crucial evitar alimentos crudos o poco cocidos debido al alto riesgo de infecciones, ya que el sistema inmunológico del paciente suele estar debilitado. La quimioterapia y otros tratamientos oncológicos pueden reducir la cantidad de glóbulos blancos en el cuerpo, esenciales para combatir infecciones.

Consumir alimentos crudos, como sushi, carnes poco cocidas, huevos crudos y ciertos productos lácteos no pasteurizados, puede exponer al paciente a bacterias, virus y parásitos que el sistema inmunológico comprometido puede tener dificultades para combatir.

Las infecciones pueden complicar el tratamiento del cáncer y llevar a hospitalizaciones adicionales, retrasos en la terapia y una recuperación prolongada.

Para minimizar estos riesgos, se recomienda cocinar completamente todos los alimentos, asegurándose de que las carnes, pescados y huevos alcancen las temperaturas internas adecuadas para matar patógenos dañinos. También es importante lavar bien las frutas y verduras, preferiblemente cocinarlas, y evitar productos lácteos no pasteurizados.

Optar por alimentos bien cocidos y seguir prácticas de manipulación de alimentos seguros, ayuda a proteger la salud del paciente, permitiendo que el cuerpo se concentre en combatir el cáncer y recuperarse del tratamiento sin complicaciones adicionales.

Ejemplos de Alimentos Crudos o Poco Cocidos a Evitar

Sushi:

Razón para evitar: El sushi que contiene pescado crudo puede albergar bacterias, parásitos y virus que pueden causar infecciones graves en personas con un sistema inmunológico debilitado. La quimioterapia y otros tratamientos oncológicos reducen la capacidad del cuerpo para combatir estas infecciones.

Carnes Crudas

Razón para evitar: Las carnes crudas, como el carpaccio de res o tartar, pueden contener patógenos como Salmonella, E. coli y Listeria, que son especialmente peligrosos para quienes tienen un sistema inmunológico comprometido. Cocinar las carnes completamente elimina estos riesgos.

Huevos Crudos

Razón para evitar: Los huevos crudos pueden estar contaminados con Salmonella, una bacteria que puede causar infecciones graves. Alimentos como la mayonesa casera, el tiramisú y otras preparaciones que contienen huevos crudos deben evitarse. Cocinar los huevos hasta que las claras y las yemas estén firmes es la mejor manera de garantizar su seguridad.

Evitar estos alimentos y optar por alternativas bien cocidas es esencial para reducir el riesgo de infecciones y proteger la salud durante el tratamiento del cáncer.

Mantener una dieta rica en nutrientes y evitar alimentos que puedan perjudicar la salud es esencial para apoyar el tratamiento del cáncer y promover una recuperación más rápida y efectiva.

Capítulo 8:
Cómo enfrentar el diagnóstico de Cáncer

Abordamos la difícil tarea de enfrentar un diagnóstico de cáncer y ofrecemos estrategias y consejos para ayudar a los pacientes a manejar esta situación desafiante.

Recibir un diagnóstico, tanto para el paciente como para los familiares, estas emociones pueden ser abrumadoras, pero hay formas de abordar esta realidad con fortaleza y claridad.

Primero, es crucial comprender el diagnóstico con la ayuda de profesionales. Obtener información precisa y detallada sobre el tipo de cáncer, el estadio y las opciones de tratamiento es esencial para tomar decisiones informadas. Este conocimiento permite a los pacientes y sus seres queridos comprender la gravedad de la enfermedad y las opciones disponibles, facilitando una planificación adecuada y efectiva del tratamiento.

Durante las consultas médicas, es vital hacer preguntas y aclarar dudas para entender completamente la situación y los pasos a seguir. Preguntas como "¿Qué tipo de cáncer tengo?", "¿En qué estadío está?", "¿Cuáles son las opciones de tratamiento?", "¿Cuáles son los efectos secundarios esperados?" y "¿Cuál es el pronóstico?" son fundamentales para obtener una imagen clara y precisa.

Los médicos y oncólogos están ahí para proporcionar esta información y es importante aprovechar su conocimiento y experiencia.

Además, llevar un registro desde ya, de la información recibida y las recomendaciones del médico puede ser útil para recordar detalles importantes y para tomar decisiones informadas sobre el tratamiento. Siempre, puede ser útil llevar a un familiar o amigo a las consultas para tomar notas y apoyar en la comunicación.

La comprensión del diagnóstico también implica buscar información adicional de fuentes confiables, como folletos educativos, sitios web de organizaciones de cáncer y libros. Sin embargo, es importante verificar la credibilidad de las fuentes y discutir cualquier información adicional con el oncólogo.

Así que, comprender el diagnóstico con la ayuda de profesionales es el primer paso crucial para enfrentar el cáncer. La obtención de información precisa y detallada, junto con la aclaración de dudas durante las consultas médicas, permite a los pacientes tomar decisiones informadas y prepararse mejor para el tratamiento que sigue.

Segundo, reorganizarnos emocional y mentalmente es un paso crucial al enfrentar un diagnóstico de cáncer. Aceptar las emociones, como el miedo, la ira, la tristeza y la incertidumbre, es una parte esencial del proceso de adaptación. Reconocer y validar estos sentimientos permite iniciar un camino hacia la resiliencia emocional. Enfrentar estas emociones en lugar de reprimirlas es fundamental para mantener una salud mental equilibrada durante el tratamiento.

El apoyo emocional juega un papel vital en este proceso. La terapia psicológica, especialmente con profesionales especializados en oncología, proporciona un espacio seguro para explorar y manejar las emociones difíciles. Los psicólogos pueden enseñar técnicas de manejo del estrés, como la respiración profunda, la meditación y la reestructuración cognitiva, que ayudan a reducir la ansiedad y mejorar el bienestar emocional.

Además, los grupos de apoyo ofrecen la oportunidad de compartir experiencias con otras personas que están pasando por situaciones similares.

Estos grupos proporcionan una red de apoyo donde se puede encontrar comprensión, consuelo y consejos prácticos. Hablar con otros pacientes de cáncer puede reducir la sensación de aislamiento y brindar una perspectiva valiosa sobre cómo manejar los desafíos diarios.

El apoyo emocional no solo proviene de profesionales y grupos de apoyo, sino también de familiares y amigos. Mantener una comunicación abierta con seres queridos sobre los sentimientos y necesidades es esencial para construir un sistema de apoyo robusto.

Siempre es importante recibir consejos de personas que han pasado por situaciones similares.

Tercero, aunque pueda parecer reiterativo, es fundamental mantener una comunicación abierta con familiares y amigos. Expresar sentimientos y necesidades permite a los seres queridos comprender mejor la situación y ofrecer el apoyo necesario. La honestidad y la claridad en la comunicación son esenciales para construir y mantener un entorno de apoyo sólido durante el tratamiento del cáncer.

Hablar abiertamente sobre los miedos, las preocupaciones y las emociones relacionadas con el diagnóstico y el tratamiento, ayuda a reducir el estrés y la ansiedad. Los familiares y amigos, al entender mejor la situación, pueden brindar el apoyo emocional y práctico necesario. Esto puede incluir ayudar con tareas diarias, acompañar a citas médicas, o simplemente estar presentes para escuchar y ofrecer consuelo.

La comunicación efectiva también fortalece los lazos familiares y amistosos. Compartir la experiencia del cáncer puede acercar a las personas, creando un sentimiento de unidad y colaboración. La transparencia en la comunicación evita malentendidos y asegura que todos estén en la misma página respecto a las necesidades y deseos del paciente.

Además, establecer una comunicación abierta y honesta puede facilitar conversaciones importantes sobre decisiones médicas y de vida. Esto incluye discutir opciones de tratamiento, expresar preferencias sobre el cuidado y planificar para el futuro.

Por último, la organización y la preparación son fundamentales. Comprender el plan de tratamiento, establecer una rutina diaria y pedir ayuda para las tareas cotidianas y el transporte a las citas médicas pueden aliviar el estrés y permitir al paciente concentrarse en su salud.

En conclusión, enfrentar un diagnóstico de cáncer es una tarea desafiante, pero con el apoyo adecuado, la información precisa y la preparación, los pacientes pueden abordar esta situación con fortaleza y resiliencia.

Planificación del Tratamiento del Cáncer

La planificación del tratamiento es un aspecto crucial al recibir un diagnóstico de cáncer. Comprender el plan de tratamiento es fundamental para que los pacientes puedan participar activamente en su propio cuidado y tomar decisiones informadas.

Este conocimiento no solo alivia parte de la ansiedad que acompaña al diagnóstico, sino que también empodera a los pacientes para que se sientan más en control de su situación.

Es importante que los pacientes y sus seres queridos comprendan los detalles específicos del plan de tratamiento, que pueden incluir cirugía, quimioterapia, radioterapia, inmunoterapia u otras opciones. Cada tratamiento tiene sus propios objetivos, beneficios y posibles efectos secundarios, y entender estos aspectos es esencial para preparar tanto física como emocionalmente.

Preparar preguntas para el oncólogo es una parte vital de este proceso. Algunas preguntas útiles pueden incluir: "¿Cuál es el objetivo de este tratamiento?", "¿Cuáles son los posibles efectos secundarios?", "¿Cómo afectará este tratamiento mi vida diaria?", "¿Cuáles son las alternativas si este tratamiento no es efectivo?" y "¿Qué apoyo está disponible para manejar los efectos secundarios?".

Tener estas preguntas preparadas ayuda a garantizar que todas las preocupaciones se aborden y que el paciente reciba la información necesaria para tomar decisiones bien fundamentadas. Además, puede ser útil llevar un cuaderno para anotar las respuestas y cualquier otra información relevante durante las consultas médicas.

Establecer una rutina: Esto es fundamental para mantener la estabilidad emocional y física al enfrentar un diagnóstico de cáncer. Mantener una estructura en el día a día puede proporcionar una sensación de normalidad y control, lo que es crucial para reducir la ansiedad y el estrés. Incluir actividades que brinden alegría y relajación en esta rutina es especialmente importante.

Estas actividades pueden variar desde caminar al aire libre, practicar yoga o meditación, hasta leer, escuchar música o dedicarse a pasatiempos favoritos.

La incorporación de momentos de disfrute y relajación ayuda a contrarrestar los efectos negativos del estrés y mejora el bienestar general. Además, mantener una rutina regular facilita el manejo del tiempo y asegura que se cumplan las necesidades básicas de cuidado personal, como una nutrición adecuada, ejercicio y descanso.

Establecer y seguir una rutina diaria también puede ser un ancla emocional, proporcionando estructura y previsibilidad en un momento de incertidumbre. Al planificar y dedicar tiempo a actividades que promueven la felicidad y la relajación, los pacientes pueden fortalecer su resiliencia emocional y mejorar su capacidad para enfrentar los desafíos del tratamiento, contribuyendo así a una mejor calidad de vida.

Apoyo adicional: Pedir ayuda a familiares y amigos para las tareas cotidianas y el transporte a las citas médicas es fundamental al enfrentar un diagnóstico de cáncer. Las demandas físicas y emocionales del tratamiento pueden ser abrumadoras, y contar con un sistema de apoyo sólido puede aliviar parte de esta carga.

Delegar tareas domésticas como la preparación de comidas, la limpieza y las compras permite al paciente conservar energía y concentrarse en su recuperación.

El transporte a las citas médicas es otra área donde el apoyo adicional es crucial. La fatiga y otros efectos secundarios de la quimioterapia o la radioterapia pueden dificultar que el paciente conduzca o utilice el transporte público de manera segura. Tener a alguien de confianza que pueda proporcionar transporte garantiza que el paciente llegue a sus citas puntualmente y sin estrés adicional.

Además, el acompañamiento de familiares o amigos a las citas médicas proporciona apoyo emocional y práctico, como tomar notas durante las consultas o ayudar a recordar las indicaciones del médico.

Este apoyo adicional no solo facilita el manejo de las responsabilidades diarias, sino que también crea un entorno de cuidado y comprensión, mejorando la calidad de vida del paciente durante el tratamiento.

Programas de asistencia y financiamiento

Es recomendable investigar sobre programas de asistencia y financiamiento, luego de un diagnóstico de cáncer.

Investigar sobre programas de asistencia y financiamiento después de un diagnóstico de cáncer es altamente recomendable debido a los significativos costos asociados con el tratamiento y el cuidado continuo.

Los tratamientos oncológicos, que pueden incluir cirugía, quimioterapia, radioterapia y medicamentos especializados, a menudo son costosos y pueden imponer una carga financiera considerable para los pacientes y sus familias.

Programas de asistencia y financiamiento pueden ofrecer apoyo crucial para cubrir estos costos, asegurando que el paciente tenga acceso a los tratamientos necesarios sin comprometer su estabilidad financiera. Estos programas pueden provenir de diversas fuentes, incluyendo organizaciones sin fines de lucro, fundaciones específicas para el cáncer, programas gubernamentales y ayudas de instituciones hospitalarias.

Además, estos programas no solo ayudan con los costos médicos directos, sino que también pueden proporcionar asistencia para gastos relacionados, como el transporte a las citas médicas, el alojamiento durante tratamientos lejos de casa y el cuidado en el hogar.

La investigación temprana y proactiva sobre estas opciones permite a los pacientes y sus familias planificar mejor y reducir el estrés financiero, permitiendo que el enfoque principal permanezca en la recuperación y el bienestar del paciente.

Conocer y aprovechar estos recursos puede mejorar significativamente la calidad de vida y el acceso a tratamientos óptimos.

Capítulo 10:
Qué sigue Después de la Quimioterapia

Pasos cruciales que siguen al término del tratamiento de quimioterapia, enfocándonos en la recuperación y el seguimiento médico.

Pasos Cruciales Después del Tratamiento de Quimioterapia:

1. Recuperación Física

Descanso y Nutrición:

La recuperación física después de la quimioterapia es fundamental para restaurar la salud y el bienestar general del paciente. Un componente clave de esta recuperación es el descanso adecuado, que permite al cuerpo sanar y regenerarse después de los rigores del tratamiento. Dormir lo suficiente y tomar descansos regulares ayuda a reducir la fatiga y mejora la energía y el ánimo.

Igualmente, importante es mantener una dieta equilibrada y rica en nutrientes. Consumir alimentos que proporcionen proteínas, vitaminas y minerales esenciales puede acelerar la recuperación.

Las proteínas son cruciales para la reparación de tejidos y la construcción de nuevas células, mientras que las vitaminas y minerales, como la vitamina C, la vitamina D, el hierro y el calcio, apoyan el sistema inmunológico, la salud ósea y la función general del cuerpo.

Incluir una variedad de frutas, verduras, granos enteros, proteínas magras y grasas saludables en la dieta asegura que el cuerpo reciba todos los nutrientes necesarios para recuperarse más rápidamente.

Además, una buena nutrición puede ayudar a mitigar algunos efectos secundarios de la quimioterapia, mejorar el estado de ánimo y proporcionar la energía necesaria para retomar las actividades diarias.

Ejercicio Moderado: Incorporar ejercicio moderado, como caminar o practicar yoga, es crucial para la recuperación después de la quimioterapia. La actividad física suave puede mejorar significativamente la energía y reducir la fatiga, uno de los efectos secundarios más comunes del tratamiento.

Caminar es una forma sencilla y efectiva de mantenerse activo, ya que mejora la circulación, aumenta la resistencia y fortalece los músculos sin poner demasiado estrés en el cuerpo.

El yoga, por otro lado, no solo ayuda a fortalecer los músculos, sino que también mejora la flexibilidad y promueve la relajación. Las técnicas de respiración y las posturas suaves del yoga pueden reducir el estrés y la ansiedad, mejorando el bienestar mental y emocional. Además, el ejercicio regular puede ayudar a mejorar la calidad del sueño, lo que es esencial para la recuperación.

La actividad física moderada también ayuda a mantener un peso saludable y a prevenir la pérdida de masa muscular, que puede ser un efecto secundario de la quimioterapia. Incorporar ejercicios suaves en la rutina diaria, siempre bajo la supervisión y recomendación del equipo médico, proporciona múltiples beneficios que contribuyen a una recuperación más rápida y efectiva, mejorando la calidad de vida general.

Hidratación: La hidratación adecuada es fundamental para la recuperación después de la quimioterapia. Beber suficiente agua es crucial porque ayuda al cuerpo a eliminar las toxinas residuales del tratamiento, que pueden acumularse y causar efectos secundarios adicionales.

La quimioterapia, aunque efectiva contra el cáncer, puede dejar residuos químicos en el organismo que deben ser expulsados para prevenir complicaciones y promover la salud general.

El agua facilita el funcionamiento óptimo de los riñones, que son responsables de filtrar y excretar estas toxinas a través de la orina. Mantenerse bien hidratado también ayuda a combatir la fatiga, otro efecto secundario común de la quimioterapia, y mejora la energía y el bienestar general. Además, una hidratación adecuada apoya la salud de la piel, previniendo la sequedad y promoviendo una mejor elasticidad.

La hidratación también es importante para mantener un equilibrio adecuado de electrolitos y asegurar que todos los sistemas del cuerpo funcionen correctamente.

Beber al menos 8 vasos de agua al día, o más según las recomendaciones médicas, puede ayudar a mejorar la digestión, prevenir el estreñimiento y mantener la temperatura corporal regulada. En resumen, la hidratación adecuada es esencial para eliminar toxinas, mejorar la energía y apoyar una recuperación más rápida y efectiva después de la quimioterapia.

2. Seguimiento Médico

Citas de Seguimiento: El seguimiento médico después de la quimioterapia es esencial para asegurar una recuperación completa y monitorear la salud del paciente. Programar y asistir a citas regulares con el oncólogo es fundamental para evaluar la eficacia del tratamiento y detectar cualquier signo de recurrencia del cáncer. Durante estas citas, el oncólogo realiza exámenes físicos, revisa los resultados de las pruebas de laboratorio y puede solicitar estudios adicionales, como tomografías o resonancias magnéticas, para obtener una visión detallada del estado del paciente.

Estas visitas regulares permiten al oncólogo ajustar el plan de tratamiento según sea necesario, abordar cualquier efecto secundario persistente y proporcionar recomendaciones para mejorar el bienestar general. Además, las citas de seguimiento brindan una oportunidad para que los pacientes expresen sus preocupaciones y hagan preguntas sobre su recuperación y cuidados posteriores.

El monitoreo continuo también es crucial para detectar signos tempranos de recurrencia del cáncer, lo que puede mejorar significativamente las posibilidades de tratamiento exitoso si el cáncer reaparece.

Mantener una comunicación abierta y constante con el equipo médico ayuda a asegurar que cualquier cambio en la salud del paciente se aborde de manera oportuna, facilitando una recuperación más efectiva y brindando tranquilidad al paciente y sus seres queridos.

Pruebas y Exámenes: Realizarse pruebas de sangre, escaneos y otros exámenes según las indicaciones del médico es crucial para evaluar la salud general y el funcionamiento de los órganos después de la quimioterapia. Estas pruebas permiten a los médicos monitorear los efectos del tratamiento, detectar cualquier complicación y asegurarse de que el cuerpo se está recuperando adecuadamente.

Las pruebas de sangre son esenciales para verificar los niveles de glóbulos blancos, rojos y plaquetas, que pueden verse afectados por la quimioterapia. También ayudan a evaluar la función hepática y renal, asegurando que estos órganos estén eliminando adecuadamente las toxinas del cuerpo. Los escaneos, como las tomografías y resonancias magnéticas, proporcionan imágenes detalladas del interior del cuerpo, permitiendo a los médicos detectar cualquier signo de recurrencia del cáncer o nuevos problemas de salud.

Otros exámenes específicos pueden incluir ecografías, electrocardiogramas y pruebas de función pulmonar, dependiendo de los efectos secundarios específicos que el paciente pueda estar experimentando. Seguir las recomendaciones médicas para estas pruebas y exámenes es fundamental para una recuperación completa y para detectar cualquier problema de salud a tiempo, permitiendo una intervención temprana y aumentando las posibilidades de un tratamiento exitoso.

Monitoreo de Efectos Secundarios: El monitoreo de efectos secundarios es crucial después de la quimioterapia para asegurar una recuperación completa y mejorar la calidad de vida del paciente. Es esencial informar al médico sobre cualquier efecto secundario persistente o nuevo, como fatiga, neuropatía, problemas digestivos o cambios en la piel.

La fatiga es común y puede afectar significativamente la vida diaria, por lo que es importante discutirla para obtener recomendaciones sobre manejo y posibles tratamientos.

La neuropatía, que incluye entumecimiento y hormigueo en manos y pies, debe ser monitoreada para prevenir complicaciones a largo plazo. Los problemas digestivos, como náuseas, diarrea o estreñimiento, pueden afectar la nutrición y la hidratación, y requieren atención médica para asegurar que el paciente mantenga un estado de salud óptimo.

Cambios en la piel, como sequedad, enrojecimiento o erupciones, también deben ser reportados para recibir el tratamiento adecuado, evitando infecciones y mejorando el confort del paciente.

Informar detalladamente sobre estos síntomas permite al médico ajustar el plan de tratamiento, prescribir medicamentos específicos y ofrecer estrategias para manejar estos efectos secundarios, asegurando una recuperación más efectiva y una mejor calidad de vida durante y después del tratamiento del cáncer.

3. Salud Emocional y Mental

Apoyo Psicológico: La salud emocional y mental es fundamental para la recuperación después de la quimioterapia, y el apoyo psicológico desempeña un papel crucial en este proceso.

Continuar con la terapia psicológica ayuda a los pacientes a manejar el estrés, la ansiedad y la depresión que pueden surgir durante y después del tratamiento. Los terapeutas especializados en oncología proporcionan herramientas y estrategias para enfrentar las emociones difíciles, mejorando el bienestar general y la resiliencia emocional.

Unirse a grupos de apoyo es otra forma efectiva de recibir apoyo emocional. Estos grupos ofrecen un espacio seguro para compartir experiencias y desafíos con personas que están pasando por situaciones similares. La conexión con otros pacientes proporciona una sensación de comunidad y comprensión, lo que puede aliviar la sensación de aislamiento.

El apoyo psicológico y los grupos de apoyo ayudan a los pacientes a desarrollar una actitud positiva y a encontrar motivación para seguir adelante. Además, estos recursos pueden proporcionar información práctica y consejos sobre cómo manejar los efectos secundarios y mejorar la calidad de vida.

Mantener una buena salud emocional y mental es esencial para una recuperación integral, permitiendo a los pacientes enfrentar los desafíos con mayor fortaleza y optimismo.

Técnicas de Relajación: Practicar técnicas de relajación es fundamental para reducir el estrés y mejorar el bienestar mental durante y después del tratamiento de quimioterapia. La meditación, el mindfulness y la respiración profunda son métodos efectivos que pueden ayudar a los pacientes a manejar la ansiedad y las emociones negativas.

La meditación implica concentrarse en un objeto, pensamiento o actividad para alcanzar un estado de calma y claridad mental. Esta práctica regular puede reducir los niveles de estrés, mejorar la concentración y promover una sensación de paz interior.

El mindfulness, o atención plena, consiste en estar completamente presente en el momento, observando los pensamientos y las emociones sin juzgarlos. Esta técnica ayuda a reducir la rumiación y la preocupación excesiva, mejorando la capacidad de manejar el estrés diario.

La respiración profunda, por otro lado, es una técnica simple que implica inhalar profundamente por la nariz, llenando los pulmones de aire, y exhalar lentamente por la boca. Esta práctica puede calmar el sistema nervioso, reducir la tensión muscular y mejorar la oxigenación del cuerpo.

Incorporar estas técnicas de relajación en la rutina diaria puede ayudar a los pacientes a enfrentar los desafíos del tratamiento con mayor serenidad y equilibrio emocional, mejorando su calidad de vida y bienestar general.

4. Volver a la Normalidad

Planificación Gradual: Volver a la normalidad después de la quimioterapia implica una planificación gradual para retomar las actividades diarias y laborales de manera segura y efectiva. Es crucial escuchar al cuerpo y no apresurarse, ya que el proceso de recuperación varía para cada individuo y puede requerir tiempo.

Comenzar con tareas ligeras y aumentar progresivamente la carga de trabajo permite al cuerpo adaptarse sin generar demasiado estrés. Por ejemplo, se puede iniciar con breves caminatas, tareas domésticas sencillas y actividades laborales de baja intensidad. A medida que la energía y la fuerza mejoran, se pueden incorporar actividades más exigentes.

Es importante mantener una comunicación abierta con los empleadores y colegas sobre las necesidades y limitaciones, buscando ajustes razonables en el horario de trabajo o las responsabilidades. Esto no solo facilita una reintegración más suave, sino que también reduce el riesgo de agotamiento y recaída.

Además, establecer una rutina diaria que incluya tiempo para el descanso, el ejercicio moderado y la nutrición adecuada es esencial para apoyar la recuperación continua. Esta planificación cuidadosa y gradual asegura que el retorno a la normalidad sea sostenible y beneficioso, permitiendo una transición más cómoda y saludable hacia una vida post-quimioterapia.

Redefinición de Objetivos: La redefinición de objetivos después de la quimioterapia es un paso crucial para reconstruir la vida y establecer nuevas prioridades. Este proceso permite a los pacientes aprovechar la oportunidad para hacer cambios positivos y significativos en su vida. La experiencia del cáncer a menudo lleva a una reevaluación de lo que es verdaderamente importante, fomentando un enfoque renovado en la salud, el bienestar y la felicidad.

Establecer nuevos objetivos puede incluir adoptar hábitos más saludables, como una alimentación balanceada, ejercicio regular y prácticas de autocuidado. También puede implicar perseguir pasiones y hobbies que antes se pasaban por alto, fomentando un sentido de propósito y satisfacción personal.

Además, este es un buen momento para fortalecer las relaciones con familiares y amigos, valorando el apoyo emocional y la conexión que proporcionan. Algunos pacientes también pueden encontrar significado en involucrarse en actividades de voluntariado o apoyo a otros que enfrentan el cáncer, contribuyendo positivamente a la comunidad.

La redefinición de objetivos y prioridades ayuda a crear una vida más equilibrada y gratificante, permitiendo a los pacientes centrarse en lo que realmente les importa y disfrutar de una mejor calidad de vida post-tratamiento. Este enfoque renovado no solo mejora el bienestar emocional, sino que también fortalece la resiliencia y la motivación para enfrentar futuros desafíos.

Educación Continua: La educación continua es esencial para mantener un estilo de vida saludable y prevenir la recurrencia del cáncer y otras enfermedades. Informarse sobre hábitos saludables, nutrición adecuada y prácticas de autocuidado permite a los pacientes tomar decisiones informadas que apoyan su bienestar a largo plazo.

Este proceso educativo puede incluir aprender sobre la importancia de una dieta equilibrada, rica en frutas, verduras, proteínas magras y granos enteros, que proporciona los nutrientes necesarios para fortalecer el sistema inmunológico y promover la salud general.

Además, es fundamental entender la importancia del ejercicio regular, que no solo ayuda a mantener un peso saludable, sino que también mejora la salud cardiovascular, reduce el estrés y aumenta la energía. También es vital conocer los beneficios de evitar hábitos perjudiciales, como el consumo de tabaco y alcohol, que pueden aumentar el riesgo de recurrencia del cáncer.

Participar en programas de seguimiento y atención médica regular, así como mantenerse informado sobre las últimas investigaciones y avances en el tratamiento y la prevención del cáncer, permite a los pacientes estar proactivos en su salud.

La educación continua empodera a los pacientes para hacer cambios positivos y sostenibles en su estilo de vida, mejorando su calidad de vida y reduciendo el riesgo de enfermedades futuras.

5. Planificación del Futuro

Revisiones Regulares: La planificación del futuro después de la quimioterapia implica mantener un calendario de revisiones médicas y estar atento a cualquier cambio en la salud. Las revisiones regulares con el oncólogo y otros especialistas son fundamentales para monitorear la recuperación, detectar signos tempranos de recurrencia del cáncer y gestionar cualquier efecto secundario persistente.

Estas citas permiten realizar exámenes físicos, pruebas de sangre, escaneos y otros estudios necesarios para evaluar el estado de salud del paciente. Mantener un registro detallado de estas revisiones y seguir las recomendaciones médicas asegura una vigilancia continua y proactiva de la salud.

Estar atento a cualquier cambio en la salud, como nuevos síntomas o variaciones en los efectos secundarios, es crucial. Informar de inmediato cualquier anomalía al equipo médico puede facilitar una intervención temprana y mejorar los resultados del tratamiento.

Además, las revisiones regulares proporcionan la oportunidad de discutir y ajustar el plan de cuidado a largo plazo, asegurando que el paciente reciba el apoyo necesario para mantener su bienestar. Este enfoque sistemático y vigilante en la planificación del futuro contribuye a una mejor calidad de vida y reduce el riesgo de complicaciones o recurrencia del cáncer.

Estilo de Vida Saludable

Adoptar un estilo de vida saludable a largo plazo es esencial para mantener el bienestar y reducir el riesgo de recurrencia del cáncer y otras enfermedades. Esto implica seguir una dieta equilibrada rica en frutas, verduras, proteínas magras y granos enteros, proporcionando al cuerpo los nutrientes necesarios para fortalecer el sistema inmunológico y promover la salud general.

El ejercicio regular es igualmente importante, ya que ayuda a mantener un peso saludable, mejora la salud cardiovascular, aumenta la energía y reduce el estrés. Actividades como caminar, nadar o practicar yoga pueden ser beneficiosas y deben integrarse en la rutina diaria.

Evitar hábitos perjudiciales como el consumo de tabaco y alcohol es crucial, ya que ambos pueden aumentar significativamente el riesgo de cáncer y otras enfermedades. El tabaco contiene carcinógenos que dañan el ADN de las células, mientras que el alcohol puede debilitar el sistema inmunológico y afectar negativamente a varios órganos.

Adoptar y mantener estos hábitos saludables no solo mejora la calidad de vida, sino que también proporciona una base sólida para la recuperación y la prevención de futuras enfermedades. Este enfoque proactivo y consciente hacia la salud contribuye a un bienestar sostenido y una vida más larga y saludable.

Red de Apoyo

Mantener una red de apoyo fuerte con familiares, amigos y profesionales de la salud es esencial para la recuperación y el bienestar a largo plazo después de la quimioterapia. El apoyo emocional y práctico de los seres queridos proporciona una base sólida para enfrentar los desafíos físicos y mentales que pueden surgir durante y después del tratamiento.

Familiares y amigos pueden ayudar con tareas cotidianas, proporcionar compañía y ofrecer un oído comprensivo, lo cual es vital para reducir el estrés y la ansiedad. Además, contar con una red de apoyo facilita el acceso a recursos y servicios que pueden ser necesarios para la recuperación.

Los profesionales de la salud, incluidos oncólogos, enfermeras y terapeutas, son cruciales para monitorear la salud, ajustar los tratamientos y proporcionar asesoramiento especializado. Estos profesionales ofrecen orientación sobre la gestión de efectos secundarios, la planificación del tratamiento y el mantenimiento de un estilo de vida saludable.

Una red de apoyo sólida no solo mejora el bienestar emocional y físico, sino que también fomenta una recuperación más rápida y efectiva. Esta estructura de apoyo integral asegura que el paciente no enfrente solo su proceso de recuperación, proporcionando el respaldo necesario para una mejor calidad de vida.

Estos pasos son esenciales para asegurar una recuperación completa y una transición saludable hacia la vida después de la quimioterapia.

Conclusión

Este libro, "Cómo Enfrentar la Quimioterapia: Cómo Superar sus Efectos Secundarios," ha sido escrito con el objetivo de proporcionar información, apoyo y estrategias prácticas para aquellos que están enfrentando la quimioterapia. Entendemos que el camino puede ser difícil y lleno de desafíos, pero también está lleno de oportunidades para el crecimiento, la resiliencia y la esperanza.

A lo largo de estas páginas, hemos explorado diversos aspectos del tratamiento y la recuperación, desde la comprensión de la quimioterapia y sus efectos secundarios hasta las formas de cuidar la salud física, emocional y espiritual.

Hemos discutido la importancia de una alimentación balanceada, el ejercicio moderado, la hidratación adecuada y el apoyo emocional. También hemos abordado la necesidad de mantener una comunicación abierta con el equipo médico y la red de apoyo, y de estar bien informados sobre los diferentes aspectos del tratamiento.

Queremos recordarles que no están solos en este viaje. Cada paso que dan, cada esfuerzo que hacen para enfrentar y superar los desafíos, es un testimonio de su fuerza y determinación. La quimioterapia es una batalla dura, pero no define quiénes son ni limita su capacidad para vivir una vida plena y significativa.

Es fundamental mantener la esperanza y la motivación. La ciencia médica avanza constantemente, y los tratamientos son cada vez más efectivos y menos invasivos. Además, la actitud positiva y el apoyo de los seres queridos pueden hacer una gran diferencia en el proceso de recuperación.

Recuerden que cada día es una oportunidad para avanzar, para cuidar de sí mismos y para encontrar momentos de alegría y paz. La recuperación es un proceso, y cada pequeño paso cuenta. Con esperanza, apoyo y las estrategias adecuadas, pueden enfrentar la quimioterapia con valentía y salir más fuertes del otro lado.

Les deseamos mucha fuerza, paz y salud en su camino. Que este libro haya sido una guía útil y un faro de esperanza en su viaje hacia la recuperación. ¡Ustedes pueden superar esto!

Lista de Recursos y Lecturas Recomendadas

Recursos en Línea

1. American Cancer Society (ACS)

   o Sitio web: cancer.org

   o Recursos sobre el cáncer, guías de tratamiento y apoyo emocional.

2. National Cancer Institute (NCI)

   o Sitio web: cancer.gov

   o Información detallada sobre tipos de cáncer, tratamientos y ensayos clínicos.

3. Cancer Support Community

   o Sitio web: cancersupportcommunity.org

   o Apoyo emocional, educación y recursos para pacientes y familiares.

4. CancerCare

   o Sitio web: cancercare.org

   o Servicios de apoyo gratuitos, incluyendo asesoramiento y grupos de apoyo.

5. Livestrong Foundation

   o Sitio web: livestrong.org

   o Recursos para sobrevivientes de cáncer, desde el diagnóstico hasta la recuperación.

Libros Recomendados

1. "The Chemotherapy Survival Guide: Everything You Need to Know to Get Through Treatment" por Judith McKay y Tamera Schacher

   o   Una guía completa sobre cómo manejar los efectos secundarios de la quimioterapia y mantenerse fuerte durante el tratamiento.

2. "Anti-Cancer: A New Way of Life" por David Servan-Schreiber

   o   Explora las formas en que los cambios en la dieta y el estilo de vida pueden ayudar a combatir el cáncer y prevenir su recurrencia.

3. "When Breath Becomes Air" por Paul Kalanithi

   o   Un relato inspirador de un neurocirujano que enfrenta un diagnóstico de cáncer y reflexiona sobre la vida, la muerte y el significado.

4. "Radical Remission: Surviving Cancer Against All Odds" por Kelly A. Turner

   o   Historias de personas que han sobrevivido al cáncer contra pronósticos desfavorables y las nueve claves para su recuperación.

5. "The Healing Power of Mindfulness: A New Way of Being" por Jon Kabat-Zinn

   o   Guía sobre cómo la atención plena y la meditación pueden ayudar a manejar el estrés y mejorar el bienestar durante el tratamiento del cáncer.

Grupos de Apoyo y Redes Sociales

1. Cancer Survivors Network (CSN)

   o   Sitio web: csn.cancer.org

o Comunidad en línea para pacientes y sobrevivientes de cáncer para compartir experiencias y obtener apoyo.

2. MyLifeLine

    o Sitio web: mylifeline.org

    o Plataforma que conecta a pacientes y cuidadores con su red de apoyo a través de sitios web personales.

3. Inspire

    o Sitio web: inspire.com

    o Red social de salud donde los pacientes pueden unirse a comunidades de apoyo para diversas condiciones de salud, incluyendo el cáncer.

Recursos para el Manejo del Estrés y la Salud Mental

1. Headspace

    o Sitio web: headspace.com

    o Aplicación de meditación y mindfulness con programas específicos para la reducción del estrés y la ansiedad.

2. Calm

    o Sitio web: calm.com

    o Aplicación que ofrece meditaciones guiadas, música para relajarse y técnicas para mejorar el sueño.

Contactos para Soporte Local

- Clínicas y hospitales oncológicos locales

o   Pregunte a su médico o equipo de atención sobre grupos de apoyo locales y recursos disponibles en su área.

Estas lecturas y recursos proporcionan una base sólida de información y apoyo para enfrentar la quimioterapia y sus efectos secundarios. Al estar bien informados y conectados con una red de apoyo, los pacientes pueden navegar mejor el camino hacia la recuperación.

OTRAS OBRAS DEL AUTOR

- Hábitos que Resaltan tu Personalidad

- 13 Hábitos de la gente Altamente Eficiente

- En busca de la Superación Personal

- Cómo y Porqué Aprender a Sublimar Tazas y Thermos

- Como Crear un Huerto para Cultivos en Casa

- The Habit of Listening

- Jóvenes con Propósitos en el Siglo 21

- Inspiración y Propósitos para Adolescentes

- Turismo de Salud y Bienestar

- Economías Naranja

- Cuándo Buscar Consejería Matrimonial

- La Inteligencia Artificial al Servicio de la Humanidad

- Terapia de Pareja Cognitivo-conductual (TCC)

- Construye tu Imagen de Marca como Autor

- Paz Interior Mediante Meditación

- El Poder de los Hábitos Cotidianos

- Pasos para hacer que sucedan cosas buenas

Gracias, para ayudarte en tus proyectos digitales, contácta-nos: https://pedroaguerovallejo.com

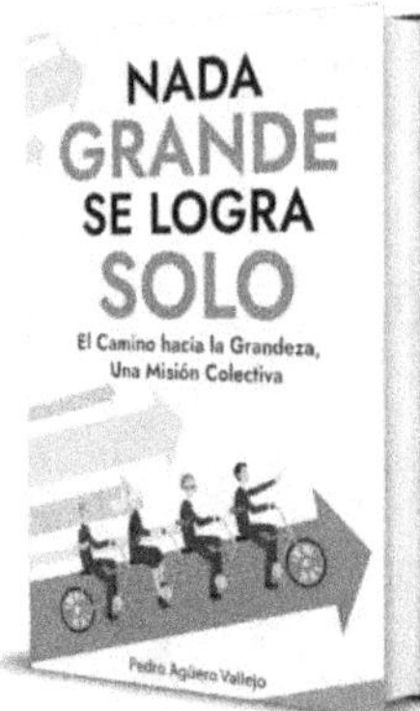

NADA
GRANDE
SE LOGRA
SOLO
El Camino hacia la Grandeza,
Una Misión Colectiva
Pedro Agüero Vallejo

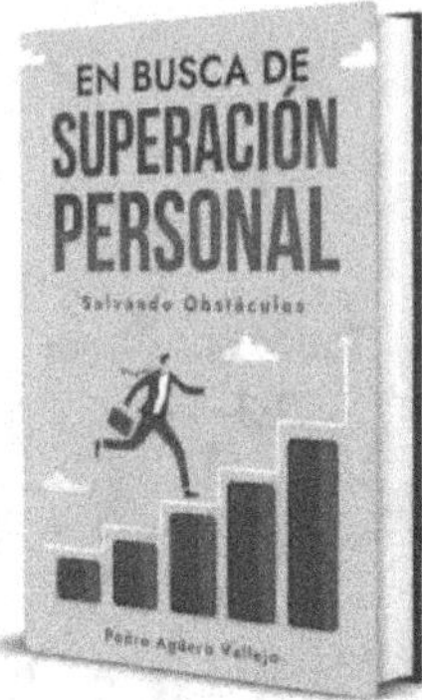

EN BUSCA DE
SUPERACIÓN
PERSONAL
Salvando Obstáculos
Pedro Agüero Vallejo

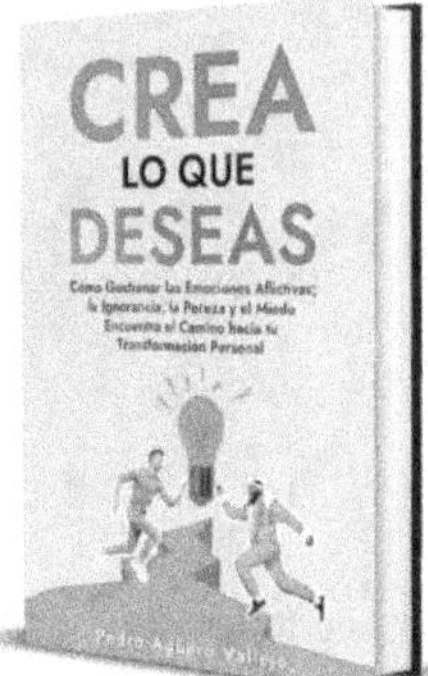

CREA
LO QUE
DESEAS
Cómo Gestionar las Emociones Aflictivas;
la Ignorancia, la Pereza y el Miedo
Encuentra el Camino hacia tu
Transformación Personal
Pedro Agüero Vallejo

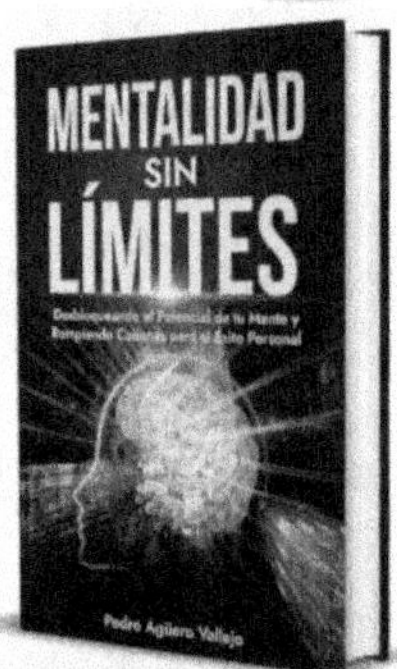

MENTALIDAD
SIN
LÍMITES
Desbloqueando el Potencial de tu Mente y
Rompiendo Cadenas para el Éxito Personal
Pedro Agüero Vallejo

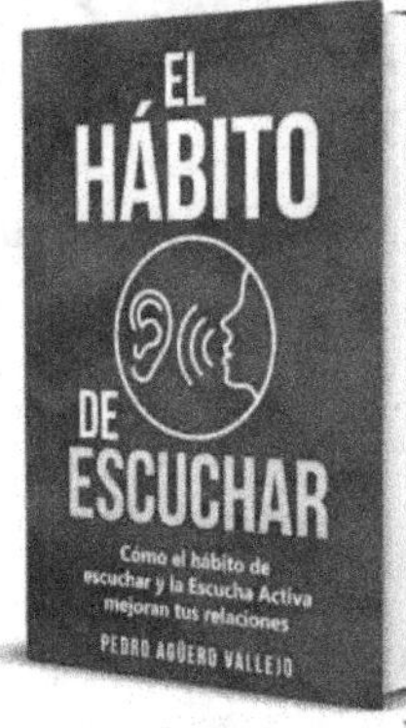

EL
HÁBITO
DE
ESCUCHAR
Cómo el hábito de
escuchar y la Escucha Activa
mejoran tus relaciones
PEDRO AGÜERO VALLEJO

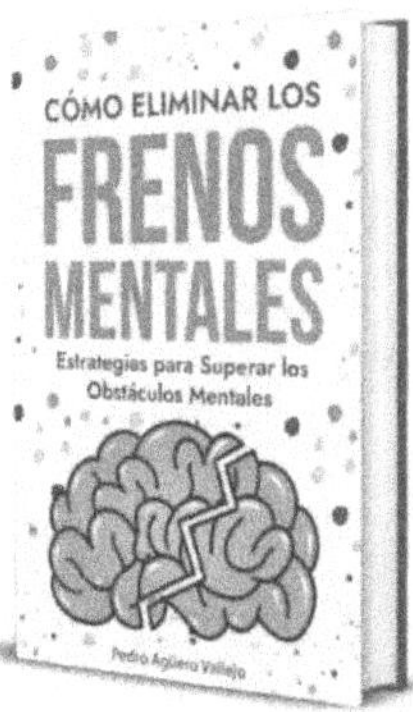

CÓMO ELIMINAR LOS
FRENOS
MENTALES
Estrategias para Superar los
Obstáculos Mentales
Pedro Agüero Vallejo

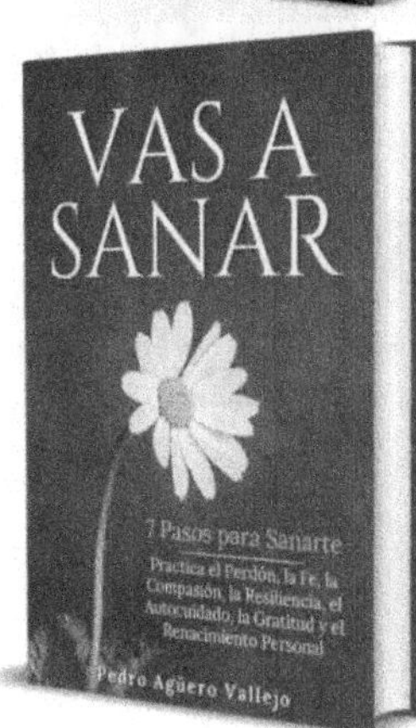

VAS A
SANAR
7 Pasos para Sanarte
Practica el Perdón, la Fe, la
Compasión, la Resiliencia, el
Autocuidado, la Gratitud y el
Renacimiento Personal
Pedro Agüero Vallejo

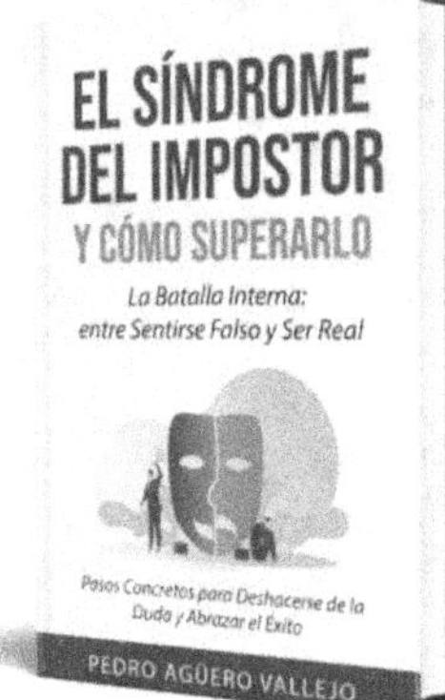

EL SÍNDROME
DEL IMPOSTOR
Y CÓMO SUPERARLO
La Batalla Interna:
entre Sentirse Falso y Ser Real
Pasos Concretos para Deshacerse de la
Duda y Abrazar el Éxito
PEDRO AGÜERO VALLEJO

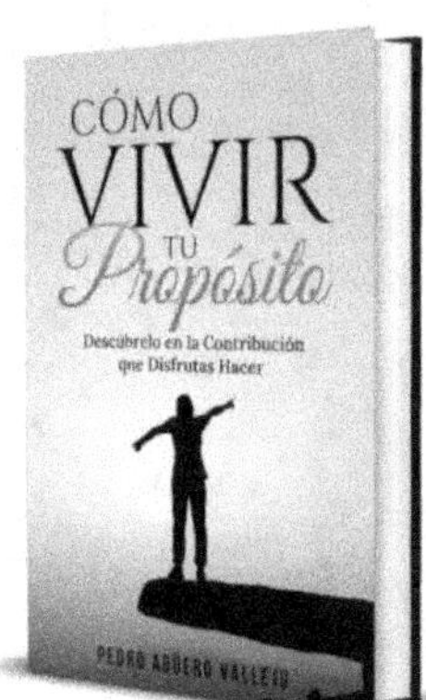

CÓMO
VIVIR
TU
Propósito
Descúbrelo en la Contribución
que Disfrutas Hacer
PEDRO AGÜERO VALLEJO

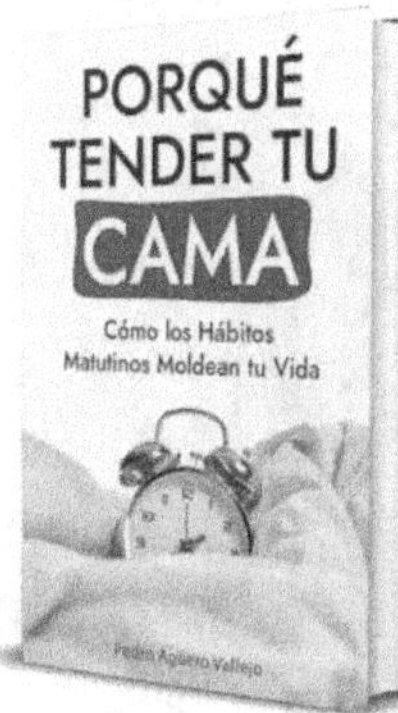

PORQUÉ TENDER TU CAMA
Cómo los Hábitos Matutinos Moldean tu Vida
Pedro Agüero Vallejo

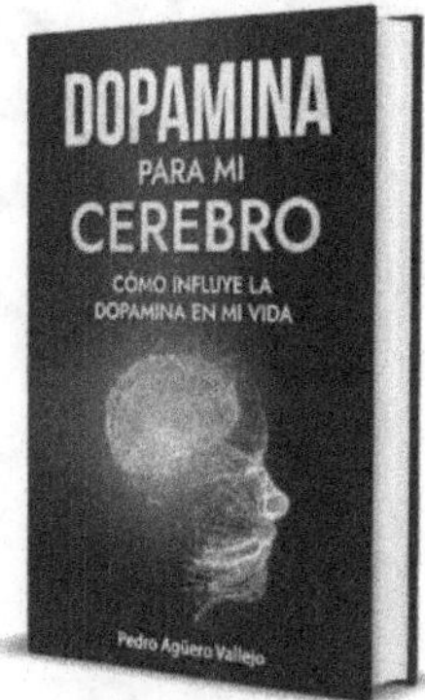

DOPAMINA PARA MI CEREBRO
CÓMO INFLUYE LA DOPAMINA EN MI VIDA
Pedro Agüero Vallejo

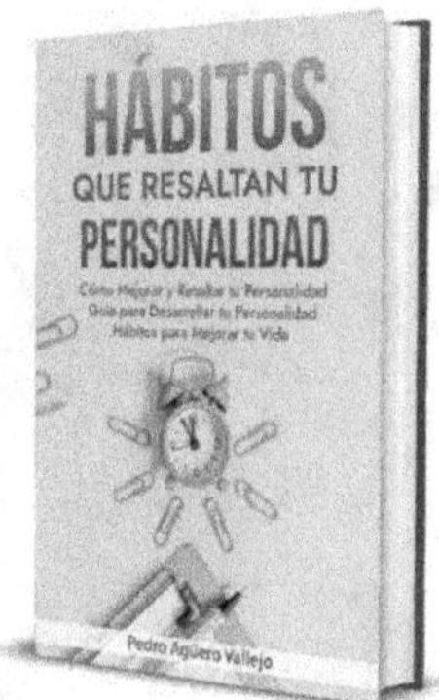

HÁBITOS QUE RESALTAN TU PERSONALIDAD
Cómo Mejorar y Resaltar tu Personalidad
Guía para Desarrollar tu Personalidad
Hábitos para Mejorar tu Vida
Pedro Agüero Vallejo

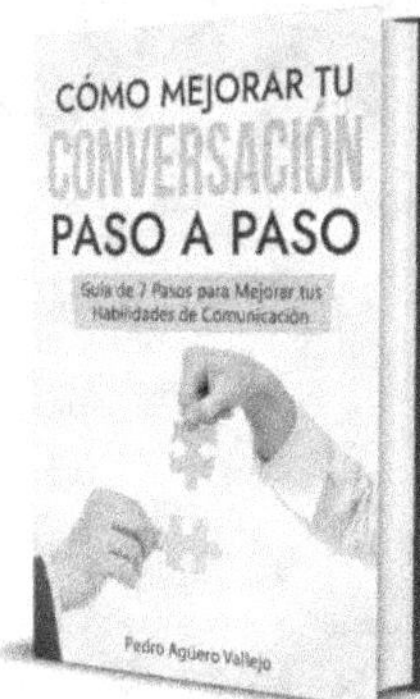

CÓMO MEJORAR TU CONVERSACIÓN PASO A PASO
Guía de 7 Pasos para Mejorar tus Habilidades de Comunicación
Pedro Agüero Vallejo

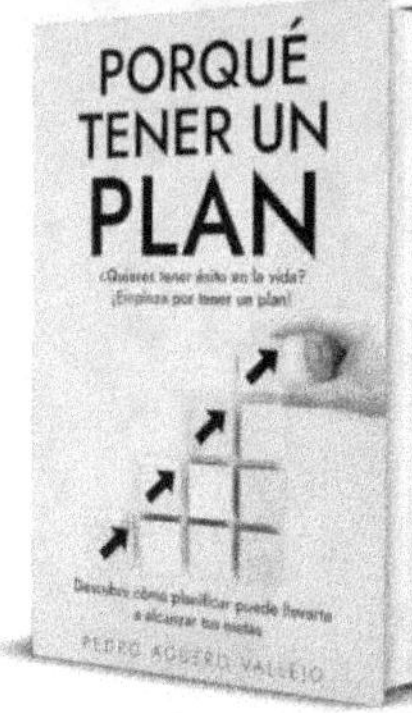

PORQUÉ TENER UN PLAN
¿Quieres tener éxito en la vida?
¡Empieza por tener un plan!
Descubre cómo planificar puede llevarte a alcanzar tus metas
PEDRO AGÜERO VALLEJO

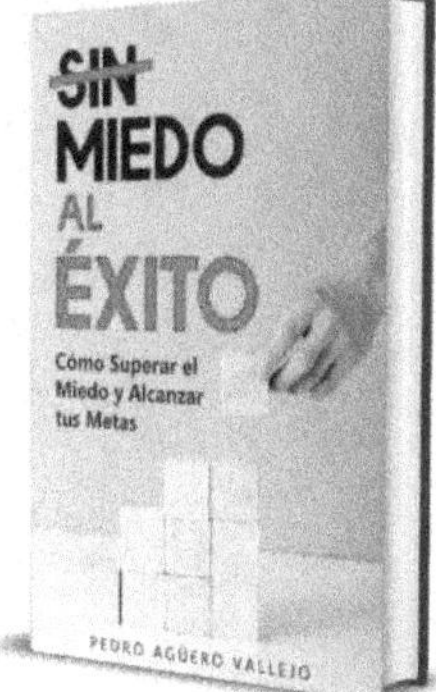

SIN MIEDO AL ÉXITO
Cómo Superar el Miedo y Alcanzar tus Metas
PEDRO AGÜERO VALLEJO

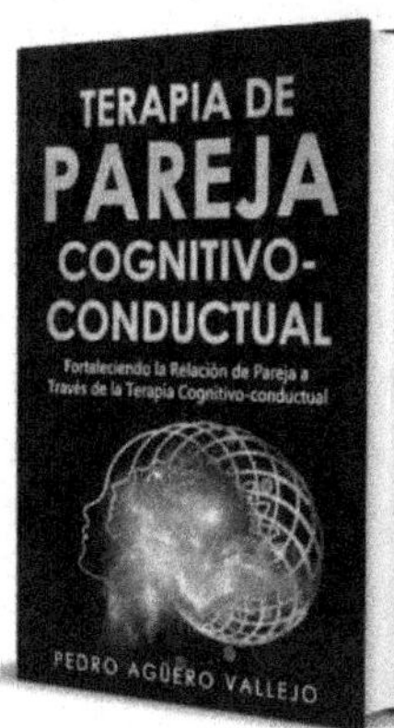

TERAPIA DE PAREJA COGNITIVO-CONDUCTUAL
Fortaleciendo la Relación de Pareja a Través de la Terapia Cognitivo-conductual
PEDRO AGÜERO VALLEJO

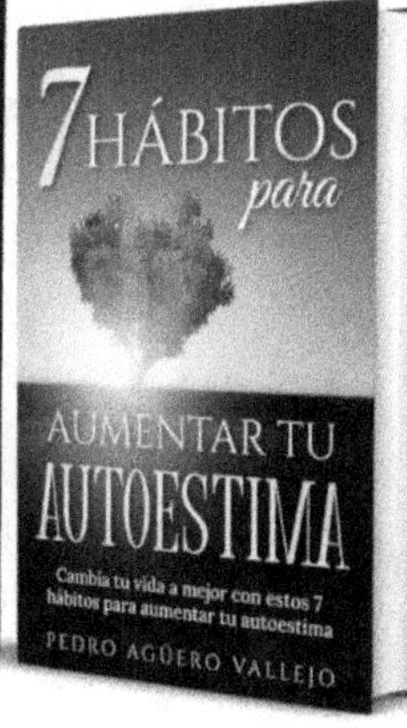

7 HÁBITOS para
AUMENTAR TU AUTOESTIMA
Cambia tu vida a mejor con estos 7 hábitos para aumentar tu autoestima
PEDRO AGÜERO VALLEJO

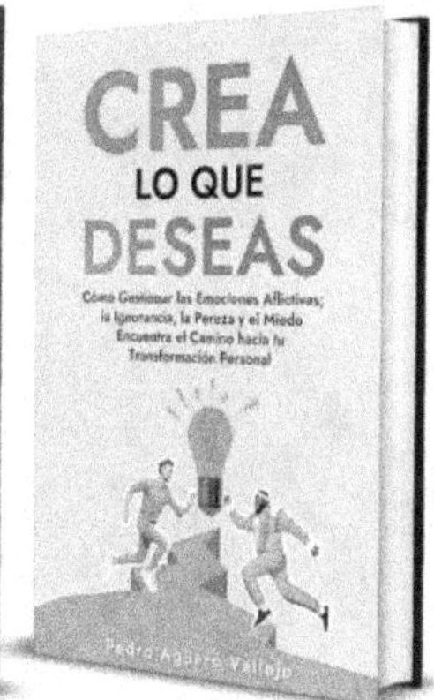

CREA LO QUE DESEAS
Cómo Gestionar las Emociones Aflictivas; la Ignorancia, la Pereza y el Miedo
Encuentra el Camino hacia tu Transformación Personal
Pedro Agüero Vallejo